RAPPORT

SUR LE

Programme professionnel

DES

Mécaniciens - Dentistes

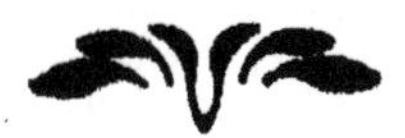

PRIX : 2 Francs

Publié par le :: :: :: :: ::
Syndicat des Mécaniciens-Dentistes
:: :: 3, Rue du Château-d'Eau

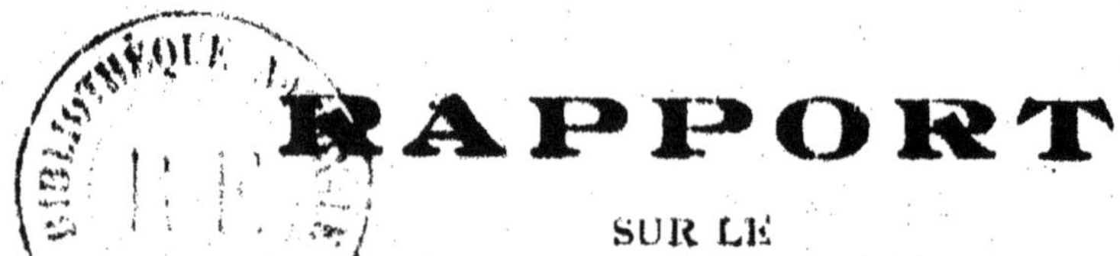

RAPPORT

SUR LE

PROGRAMME PROFESSIONNEL

DES

MÉCANICIENS-DENTISTES

PREMIÈRE PARTIE

PREAMBULE

Il serait puéril d'aborder un sujet comme celui de la prothèse dentaire, sans, au préalable, jeter un coup d'œil rétrospectif sur l'Histoire de l'Art Dentaire.

Ceci est d'autant nécessaire, que, d'une manière générale, Chirurgie et Prothèse sont attribuées à un seul artisan : le Chirurgien ou le Médecin dentistes. De ce fait, le Mécanicien-Dentiste est confondu avec les précédents. Alors que ces derniers rencontrent, à juste raison, la reconnaissance de leur profession, le Mécanicien-Dentiste reste ignoré, inconnu, ne possédant même pas une profession officiellement reconnue.

Son rôle officieux est la négation de toute situation sociale bien définie, qui le contraint à subir une exploitation d'autant plus injuste qu'elle est actuellement sans issue.

Le but de cet exposé est donc de dénoncer l'arbitraire dont il est victime et de rechercher une base professionnelle redressant en même temps que l'inégalité commise, la profession elle-même.

Il importe, pour obtenir ce résultat, de citer d'une manière générale, l'Histoire de l'Art Dentaire qui, par sa force de documentation, apporte la juste preuve des revendications des Mécaniciens-Dentistes.

Il faut encore s'appuyer sur l'exposé de la pratique actuelle de l'Art Dentaire, des conditions sociales en résultant, et définir, par un programme professionnel, le rôle réel du Mécanicien-Dentiste.

Chapitre Premier

DE L'HISTOIRE DE L'ART DENTAIRE

Etant donné qu'on pourrait objecter un manque d'impartialité en faisant un compte-rendu, même succint, il est préférable d'emprunter dans le livre : *Notice sur l'Histoire de l'Art Dentaire*, de M. M. Lemerle, les pages suivantes (1) : « C'est réellement le début du XVIIIe Siècle qui marque la séparation complète de la médecine et de la chirurgie d'avec l'art dentaire, tant au point de vue pratique qu'au point de vue théorique. En effet, — et nous le verrons plus loin, — la plus grande partie des ouvrages concernant l'art dentaire, sont écrits par des chirurgiens-dentistes.

La France est le premier pays où l'art dentaire fut reconnu comme une branche bien spéciale de la médecine, et s'exerçant indépendamment de cette dernière.

Un édit de Mai 1609 réglemente la profession en obligeant les dentistes à obtenir, après examen, le titre d'experts. Comme nous rencontrons ce titre pour la première fois, quelques explications sont nécessaires.

Depuis le XIVe Siècle, les chirurgiens parisiens possédaient un Collège de Saint-Côme. En 1311, un privilège de Philippe le Beau les avait placés sur le même pied que les médecins. En 1425, ils obtinrent un arrêt du Parlement, interdisant aux barbiers toute pratique chirurgicale, même l'extraction ; exception était faite pour le bandage des plaies et l'ablation des cors. Les médecins prirent alors les barbiers sous leur protection et entamèrent une lutte

---

(1) Ces pages ont été publiées par M. Brun (Ancien Secrétaire du Syndicat), dans *L'Ouvrier Sanitaire*, du 15 Mai et 15 Juillet 1920, sous le titre de : « *L'Exercice de l'Art Dentaire et de la Prothèse* ».

acharnée contre les chirurgiens qu'ils parvinrent même à dépouiller de leur privilège qui, cependant, leur fut rendu plus tard.

L'édit de Mai 1699, créa, en réalité, une subdivision de chirurgiens : les chirurgiens-dentistes ou experts.

C'est ainsi qu'en France, à partir de 1700, les chirurgiens-dentistes formèrent une profession à part, ne comptant ni avec les médecins, ni avec les barbiers.

La condition des experts est réglée à nouveau par les Lettres Patentes de Mai 1768, et nous voici enfin en face du premier texte organique réglant la matière.

Il est surtout question de l'organisation du Collège de Chirurgie ; le titre IX renferme quatre articles (126 à 129) qui concernent les Dentistes. L'article 126 oblige ceux qui voudront s'appliquer à la cure des dents de se faire recevoir auparavant au Collège de Chirurgie en qualité d'experts. L'article 127 leur impose, soit chez un maître en chirurgie, soit chez un expert-dentiste, un stage de deux ou trois ans, suivant qu'il aura lieu soit à Paris ou en Province. L'article 128 fixe les conditions de l'examen théorique et pratique, la composition du jury d'examen, et les formalités à remplir pour se faire admettre ou une fois reçu, telles que l'inscription et la prestation de serment entre les mains du premier Chirurgien du Roi. L'article 129 édicte les pénalités en cas d'exercice illicite de chirurgien de la part de celui qui ne serait pas expert-dentiste.

Ainsi, quelque modeste que soit la place de dentiste dans cette réglementation, voilà enfin un acte d'état-civil professionnel. Mais combien cela devait peu durer.

Avec 1789, s'ouvre l'ère de la Révolution et le vent de la Liberté va bientôt souffler en tempête. Coup sur coup, le décret du 2 Mai 1792 proclame la liberté de toutes les professions, Arts et Métiers, et celui du 18 Août 1792 ordonne la suppression des universités, facultés et corps savants. Empiriques et charlatans en profitèrent pour étaler impudemment leurs enseignes, au grand dommage de la santé publique, et les scandales apparurent si flagrants que, bientôt, se fit sentir la nécessité de rétablir à peu près l'ancien état de choses.

De là, la Loi du 9 Ventôse, an XI, qui réglemente l'exercice de la médecine : nul ne pourra désormais exercer la médecine, la chirurgie ou l'art des accouchements, ni être officier de santé, sans avoir subi certains examens professionnels sur des sujets médicaux spécialement déterminés par la loi. Mais il n'est nullement question des dentistes, ce qui fut plus tard la source de nombreux procès que nous examinerons plus loin.

Un arrêté des plus intéressants fut également rendu le 19 avril 1755, interdisant l'exercice de la profession aux femmes, et où il est dit ceci : « Comment serait-il possible que des femmes et des filles, que la décence de leur sexe exclut des cours d'anatomie et d'ostéologie, puissent acquérir une capacité suffisante pour traiter de la chirurgie avec succès, lorsque, après bien des veilles d'un travail assidu, souvent l'expérience des plus grands maîtres suffit à peine pour ces opérations ? (1) ».

____

(1) Conférence de M. Worms (*L'Odontologie*, Février 1900).

Paris, à cette époque, comptait trente dentistes dont deux seulement étaient reçus maîtres en chirurgie ; la corporation comprenait aussi deux femmes. Les examens étaient peu compliqués tout en portant à la fois sur la théorie et la pratique.

Nous devons maintenant abandonner ce chapitre pour en venir au XIXe Siècle.

Nous devons citer, en passant, William Rogers, non pour ses ouvrages, publiés en 1845, s'adressant au public plutôt qu'aux dentistes, et qui ne sont qu'une vaste réclame roulant sur un mot créé par l'auteur : « dentiers osanores », qui eut un grand retentissement à l'époque ; mais, à cause du fameux procès qu'il eut à soutenir contre la première Société Dentaire fondée par Audibran, dont nous parlerons plus loin, ce procès fut le dernier en la matière, cependant, depuis 1827, où eut lieu le premier, plusieurs procès semblables se succédèrent nécessitant la réglementation officielle.

Audibran publia plusieurs ouvrages sur l'Hygiène Dentaire, qui ne sont que la reproduction des idées émises à son époque et n'ont rien de personnel.

En 1847, il réunit en un volume les discussions, discours et plaidoiries intervenus au cours d'un grand procès intenté à plusieurs dentistes non diplômés, avec l'intention de provoquer, de la part du gouvernement, la réglementation de la profession redevenue libre depuis la Révolution, à la suite du décret du 18 Août 1792. Audibran prit donc l'initiative de réunir chez lui, le 7 Mai 1845, tous les dentistes diplômés de Paris ; la plupart de ses confrères répondirent à son appel et fondèrent la première Société de Dentistes sous le nom de « Société de Chirurgie Dentaire ». Regnard en fut le Président, Rossi le Trésorier, Taveau et Buchey, membres.

Des statuts furent élaborés comprenant vingt-et-un articles.

La Société, ainsi composée, adressa une plainte au Procureur du Roi et cita devant le tribunal correctionnel quatre dentistes : Messieurs William Rogers, Paul Simon, Aimé de Nevers et Rudèche. Le tribunal donna raison à la Société dentaire et condamna les prévenus à quinze francs d'amende. Ces derniers en appelèrent immédiatement et la Cour d'appel confirma le jugement.

William Rogers et ses confrères, voulant user de toutes les juridictions, s'adressèrent alors à la Cour de cassation qui cassa le jugement et renvoya les plaignants devant la Cour Royale d'Amiens, laquelle réunie le 25 Juin 1846, rendit un arrêt déchargeant l'appelant (car Rogers seul avait continué la lutte), des condamnations contre lui prononcées.

Le procès fut donc définitivement perdu pour la Société de chirurgie dentaire.

Preterre et Fowler fondèrent à Paris, en 1857, le premier journal professionnel : *L'Art Dentaire*.

Après l'arrêt de la Cour d'Amiens de 1846, la profession était tombée dans une sorte d'oubli. Cependant, dès l'année suivante, le Gouvernement avait présenté à la Chambre des Pairs, qui l'adopta, un projet de loi sur la médecine contenant un projet de réglementation ; mais la Révolution de 1848 survint et tout fut oublié.

Ce n'est qu'en 1880 qu'un nouveau projet de loi, dû à l'initiative du Gouvernement, fut déposé devant les Chambres. Trois ans plus tard, un autre projet, émanant de l'initiative parlementaire, fut présenté. Ces deux projets furent joints ; ils avaient pour but de remanier la loi de Ventôse, an XI, sur l'exercice de la médecine avec des dispositions générales concernant l'exercice de l'art dentaire.

Après différentes modifications, les projets fusionnés furent repris en 1889, soumis à la Chambre et au Sénat, en 1890, et enfin la loi fut promulguée le 30 Novembre 1892.

Pendant que le Gouvernement s'occupait de la réglementation professionnelle, les dentistes, de leur côté, sortant de l'inertie où ils étaient plongés depuis plus de vingt-cinq ans, se réunirent en Février 1879 et fondèrent une Société dite « Chambre Syndicale de l'Art Dentaire », dans le but d'obtenir des pouvoirs publics le vote d'une loi de réglementation.

Deux mois plus tard, un autre groupe fut créé sous le nom de : « Cercle des Dentistes de Paris » devenu plus tard « l'Association Générale des Dentistes de France », pour combattre la réglementation que préparaient le Gouvernement et la Chambre Syndicale. En novembre 1880, cette nouvelle Société fonda la première Ecole Dentaire Française, et, l'année suivante, la Société d'Odontologie de Paris ; trois ans plus tard, en Janvier 1884, la Chambre Syndicale de l'Art Dentaire, devenue l'Institut Odontotechnique, fondait, à son tour, l'Ecole Odontotechnique.

Depuis, ces deux Ecoles Dentaires ont été reconnues d'utilité publique et sont considérées par l'Etat comme Ecoles Préparatoires techniques où les élèves font un stage de trois ans, avant de passer leurs examens devant la Faculté qui leur confère le titre de Chirurgien-Dentiste.

Nous terminerons ici notre revue abrégée de l'Histoire de l'Art Dentaire malheureusement trop incomplète, mais dont cependant les limites restreintes que nous nous étions imposées au début ont été encore dépassées de beaucoup.

Nous n'avons pas parlé des Ecoles, des Sociétés, des journaux professionnels, si nombreux actuellement dans les principaux pays d'Europe et d'Amérique et auxquels ont doit le mouvement corporatif qui a amené l'Art Dentaire au degré de développement où il se trouve.

Nous nous sommes contenté de signaler la fondation de la première Ecole Dentaire Française. Agir autrement nous aurait entraîné trop loin et nous aurait fait sortir du cadre que nous nous étions tracé.

Nous avons la certitude d'avoir omis nombre de faits intéressants : que la mémoire de ceux qui ont été oubliés nous pardonne ; mais, pour être complet, il faudrait écrire des volumes et ce petit ouvrage composé à la hâte, en quelques mots ne saurait y prétendre. Toutefois nous nous estimerons très heureux si les indications que le lecteur rencontrera dans ce travail peuvent lui être de quelque utilité, car notre but était seulement de donner à nos Confrères, le plus brièvement possible, un aperçu de ce que notre Art a été dans le passé.

Nous n'irons pas plus loin dans les citations ci-dessus, mais nous avons voulu publier ces quelques lignes pour bien fixer le début et éclairer la partie qui va suivre.

**

Nous avons donné les diverses phases où s'est débattue notre profession à travers l'histoire et il ne nous reste plus qu'à fixer maintenant ce qu'il est advenu d'elle depuis la loi de 1892. C'est là notre tâche essentielle.

Après la création de différentes écoles dentaires à Paris, d'organisations puissantes en nombre de cotisants et, par conséquent, en argent, il devait s'en suivre une répression sévère et une interprétation des textes de la loi de 1892 sous la forme la plus égoïste et la plus draconienne qu'il soit.

En effet, les mêmes qui l'exerçaient avec plus ou moins d'habileté professionnelle, mais qui bénéficiaient d'une patente prise à ce moment-là, eurent le droit de continuer leur profession sans avoir à passer un concours ou sorte d'examen ; c'est ainsi qu'il se trouva des gens bien avisés pour retenir pour les leurs, une patente qui, de nos jours, existe encore et dont quantité de dentistes tirent encore profit (20 % à peu près). C'est dire que la loi de 1892 était encore incomplète et ne cherchait pas à voir ce qui divisait et ce qui rendait instable les différentes décisions prises à ce sujet au cours des siècles derniers.

Nous allons donc montrer, par l'étude qui va suivre, le mobile qui a poussé ceux qui, à ce moment-là, réclamaient la réglementation de notre profession.

Il n'était pas en effet, dans l'idée des Dentistes, le seul but scientifique qui les guide ; dans ce cas, ils auraient exigé, purement et simplement, le diplôme de docteur en médecine et la spécialisation des soins de bouche s'y rattachant. Mais, comme pour la plupart d'entre eux, il leur fallait reprendre de longues et difficiles études, ils créérent un examen à leur image et c'est ainsi que, durant une période de 1892 à 1911, où trois années seulement de préparation étaient demandées à des étudiants, munis d'un certificat d'études secondaires et où on avait la prétention de leur apprendre, d'une part la prothèse dentaire, la chirurgie dentaire et, de plus, des études, ou plutôt des données générales, sur l'anatomie, la pathologie, la physiologie.

Une concurrence directe s'en suivit, à l'encontre des docteurs dentistes, appelés stomatologistes, qui, spécialisés dans l'art dentaire, avancèrent que le diplôme de chirurgien-dentiste accordait trop, en rapport des études si peu étendues, ou plutôt dans un délai si court pour être profitables. Quantité d'étudiants se prédestinant aux études de la médecine, de la pharmacie et même de l'enseignement, en profitent pour passer, avec armes et bagages, dans les écoles dentaires, si accueillantes et si bienveillantes aux râtés de bachot.

Dès ce moment, ceux qui n'ont pu bénéficier de la patente de

1892 vont chercher à s'établir à façon et c'est seulement vers cette époque, que nous voyons se créer des laboratoires de prothèse à façon.

M. Platschick, ancien bijoutier, ingénieux et d'une grande puissance de travail, va monter une maison où il ne tardera pas à employer une trentaine d'ouvriers mécaniciens-dentistes, à Paris.

À partir de ce moment, cette autre profession semble prendre corps et n'aura plus à faire directement à la clientèle du public ; les prothésistes semblent perdre de plus en plus contact, à la grande satisfaction du Syndicat des Chirurgiens-dentistes qui, de son côté, mène une campagne violente contre ceux qui enfreignent la loi sur l'art dentaire et, comme cette loi ne stipule pas nettement et en détail les conditions de la prothèse, on englobe dans un intérêt particulier, l'une et l'autre.

Une série de procès a lieu dans toute la France. Malheureusement la plupart des poursuivis se sont laissés aller à pratiquer les extractions et même des soins et, des condamnations sont prononcées, laissant dans l'esprit du public, et même dans celui des juges, une confusion dans l'exercice illégal de la prothèse dentaire.

Pourtant, un procès assez retentissant a lieu, en 1907, qui va remettre entièrement la question.

Ce qu'il y a de plus curieux, c'est le témoignage de la part des plus grandes sommités du monde médical et dentaire. Nous y voyons là : MM. les docteurs Godon, Roy, Sauvez, d'Argent, G. Villain, venir déclarer que la prise d'empreinte n'offre aucun danger, pratiquée par un mécanicien habile et avec quelques années de métier.

C'est le son de cloche des stomatologistes.

D'autre part, la partie civile, en la personne du Syndicat des Chirurgiens-dentistes, demande la condamnation pure et simple.

Après une brillante plaidoirie de Mᵉ Ducos de la Haille, la Cour condamne le délinquant, non sur la prise d'empreinte, mais sur le diagnostic établi par lui, et par conséquent, d'avoir outrepassé son droit sur l'exercice légal de la médecine.

De ce jour, c'est une rivalité sans nom que se sont déclarées docteurs-stomatologistes et chirurgiens-dentistes.

Nous voyons à la tête de cette première organisation les noms cités plus haut.

Du côté du Syndicat des Chirurgiens-dentistes: MM. Bonnard, Manteau, Friteau, De Croës, Ravageot, Bruel.

D'autre part, il se forme une Association de Mécaniciens-dentistes, qui, malheureusement, ne dura pas longtemps, la plupart de tous ses dirigeants, après des efforts très louables et devant l'indifférence de leurs collègues, abandonnèrent la lutte et passèrent leurs examens pour devenir chirurgiens-dentistes.

En 1910, on s'inquiète tout de même du manque d'expérience et surtout du peu d'instruction relevé sur tous ces nouveaux promus, instruction acquise à force de cours du soir, ou dont le passage à certaines écoles de préparation universitaire, ne leur laissait qu'un bagage très élémentaire de connaissances générales.

Des suspicions même, coururent sur quantité d'examens passés par fraude. Bref, les stomatologistes avaient la partie belle pour ironiser les chirurgiens dentistes, diplômés à 19 et 20 ans,

A la suite des plaintes et par raison sociale, ceux-ci demandèrent l'exigibilité du certificat d'études primaires supérieur et cinq années d'études dentaires dont deux ans de stage au début et spécialement réservés à la prothèse dentaire (Loi du 11 Novembre 1911).

Pendant ce temps, les laboratoires à façon avaient augmenté dans une énorme proportion et le régime de trois ans pour les étudiants était cause, pour une grande part, de leur manque de pratique, ce qui exigeait que leurs travaux fussent faits par les mécaniciens-dentistes aux compétences professionnelles reconnues. (On comptait dans cette dernière fournée plus de neuf cents inscriptions d'élèves dans les écoles). Si cela ne devait pas faire l'affaire du public, du moins, faisait-elle celles des écoles.

Nous citerons, pour mémoire, la fondation à cette époque, d'une école de stomatologie, accessible seulement aux docteurs qui se préparaient à la dentisterie (Dr Cruet, directeur). Une ère nouvelle semble se dessiner ; à partir de ce moment, les programmes d'écoles abondent en matières, les cours paraissent devoir reprendre du sérieux, avec les professeurs dont les noms sont les plus réputés parmi les célébrités médicales.

1914 !... La guerre !... bouleverse tout et change en ordre de mobilisation tous les diplômes de fraîche date.

Dans leurs revendications professionnelles, ils avaient pourtant demandé la création de services dentaires militaires et également, la prépondérance aux galons.

Mais, leurs efforts s'étaient brisés devant les pouvoirs compétents par la force morale des choses où ces postes étaient réservés aux docteurs.

Ce fut une belle ruée contre ceux qui n'avaient jamais voulu voir en eux que des universitaires incomplets.

Pourtant, devant le événements, devant le nombre grandissant de blessés, d'édentés, les pouvoirs se décidèrent à employer leurs connaissances, mais on ne leur accorda que le titre d'adjudant dentiste, sans pouvoir espérer davantage ; c'est une boutade qu'ils n'ont jamais oubliée.

Ils furent envoyés dans différents centres, soit de services maxillo-faciaux, soit centre d'édentés, postes régimentaires ou divisionnaires et ambulances de stomatologie, mais toujours ils dépendaient de leur chef hiérarchique, un docteur dentiste.

En leur Congrès de 1916, pendant la tourmente, ils réussirent, avec l'aide du Ministre du Service de Santé, à réunir la grande famille dentaire, comme ils l'appelèrent ; seuls, les mécaniciens en furent exempts et, pourtant, ceux-là furent les auxiliaires les plus précieux et qui pallièrent à certaines nullités décemment constatées. Quelques voix timides essayèrent d'obtenir, pour ces obscurs, des moyens de reconnaissance pour leurs services inappréciables rendus à la cause dentaire ; c'est tout d'abord le Dr Frey, le Dr Sauvez, mais la voix du Syndicat des Intérêts du Chirurgien-Dentiste se fit si passionnée, en la personne de son président, M. Bonnard, qu'il n'y eut pas d'échos dans ce milieu avide de prébendes et d'orgueil.

Pourtant les faits étaient là, pour prouver leur labeur. A l'issue du Congrès, le Dr Cruet ne le leur envoya pas dire et leur cria que l'exposition des travaux était l'œuvre des mécaniciens-dentistes. C'était hélas trop vrai !

De plus, dans tous les centres, on avait fait appel aux connaissances des mécaniciens-dentistes, dans la technique des appareils, si difficiles de restauration.

Dans les centres d'édentés, ils assuraient la prise d'empreinte et la pose de leurs appareils.

Cela devait les conduire fatalement, après la guerre, à continuer ce qu'ils avaient pratiqué avec l'autorisation, même par ordre supérieur, c'est-à-dire commandé.

Ainsi se créa, au lendemain de l'armistice, le Syndicat des Mécaniciens-dentistes de Paris qui compte, aujourd'hui, plus de cinq cents membres. Par une propagande incessante, d'autres syndicats similaires se formèrent en Province : à Lyon (200 membres), Bordeaux (100 membres), Tours, etc... Jamais un vent de revendications ne s'était fait aussi puissant et décidé à l'action ; dans l'ordre économique, ils réclamèrent le relèvement des salaires, la journée de huit heures, la semaine anglaise, les contrats d'apprentissage, puis, dans l'ordre social, ils proclamèrent nettement le droit à l'exercice de leur profession, c'est-à-dire, la prise d'empreinte et la pose des appareils. Il est vrai que, après une catastrophe comme celle que la guerre avait amenée, c'était un besoin urgent d'émancipation qui dirigeait chaque individu. Ces phénomènes se produisirent sous d'autres formes après les révolutions de 1848 et de 1789, et il est fort probable que c'est un état révolutionnaire, au lendemain d'une guerre, comme celle que nous avons vécue, qui laisse envisager l'orientation nouvelle d'une profession qui n'aurait jamais dû se départir de son chemin.

De leur côté, les chirurgiens-dentistes, et les jeunes étudiants en chirurgie dentaire, réclament, dans leur congrès de Strasbourg, le titre au diplôme de docteur-dentiste.

Tout ceci démontre, en effet, qu'il existe deux professions bien distinctes dans l'art dentaire : la partie médicale et chirurgicale, d'une part, et, de l'autre, la partie prothétique.

Si l'on examine de très près la situation, on est obligé de reconnaître qu'il est désirable que les connaissances soient de plus en plus approfondies au point de vue science médicale, ceci devient impossible, si on ne possède pas son diplôme de bachelier comme d'autre part, on ne peut être docteur sans ce titre universitaire, il devient donc obligatoire que tout préposé chirurgien-dentiste passe son doctorat et se spécialise dans les soins de la bouche et des dents. C'est du reste le motif sérieux qui s'oppose à ce que les chirurgiens-dentistes militaires obtiennent le galon de sous-lieutenant que l'on accordait à tous les élèves sortant des grandes Ecoles.

L'affaire fit quelque bruit parmi les bacheliers qui se voyait devancer par d'autres, n'ayant pas la même équivalence en titre universitaire réclamèrent très justement, pour les étudiants en chirurgie dentaire, le baccalauréat.

Il devient par conséquent peu douteux, que d'après des études qui demandent une longue préparation, le docteur-dentiste ne puisse acquérir la science suffisante à la prothèse dentaire et que,

de ce fait, cette dernière devient la propriété intégrale des mécaniciens-dentistes.

On s'étonne même que cette question soit si passionnément
discutée ; si l'on met en parallèle la santé publique par une prophylaxie appropriée dans les écoles, comme hélas on ne l'a encore pronée que dans les revues, les cas de personnes édentées ne
devraient être que les résultats d'accidents ou de perte par maladie
ou par l'âge et, par conséquent, semblables en cela, à ceux qui
perdent leurs cheveux.

Les dissentiments qui existent entre docteurs, chirurgiens-dentistes et mécaniciens-dentistes n'auront plus leur raison d'être et
ce sera le dernier stade d'une progression qui aura fait couler
beaucoup d'encre et donné bien des raisons mauvaises à l'humanité.

*
* *

De longs commentaires sont inutiles, de courtes conclusions
suffiront à ce chapitre.

L'exposé ci-dessus démontre amplement que la chirurgie dentaire après avoir évolué, en partant de la médecine générale,
retourne par la force même de son rôle, à son origine.

La prothèse dentaire a suivi également une évolution iden-
tique, et sans la fausse interprétation de la loi de 1892, aussi de
son esprit de défense d'intérêts pécuniaires, de privilèges sociaux,
la prothèse aurait continué son évolution sous la poussée des connaissances modernes.

L'Histoire démontre encore que la chirurgie et la prothèse ont
eu, l'une et l'autre, des libertés professionnelles qui se confon-
daient par la fusion apportée dans la pratique courante de l'Art
dentaire.

De nos jours, on trouve le point de départ d'une sélection naturelle dans l'application intégrale de la Chirurgie et de la Prothèse
dentaire.

Ceci entraîne à l'examen de la pratique actuelle de l'Art dentaire et fait l'objet du chapitre suivant.

CHAPITRE II

DE LA PRATIQUE ACTUELLE DE L'ART DENTAIRE

ET DU RECRUTEMENT PROFESSIONNEL

En regardant la pratique de l'art dentaire d'après son programme professionnel, on envisage la question sur son seul côté théorique.

Le mécanicien-dentiste n'est pas qualifié pour discuter le programme de l'enseignement de la chirurgie dentaire et n'a pas l'intention de le faire.

Néanmoins il lui est permis de donner une appréciation d'ordre général que l'on ne peut, malgré tout, lui interdire.

A ce point de vue, l'art dentaire, en France, trouve dans son enseignement, une base permettant d'acquérir une valeur professionnelle que l'on peut estimer supérieure à celle de bien des pays.

La France semble même vouloir se tenir parmi les premières nations dans l'évolution de la dentisterie.

Alors qu'en France, toutes les sommités médicales sont d'accord pour rattacher la chirurgie dentaire comme une branche spéciale peut-être, mais inhérente à la médecine générale, beaucoup de pays en sont encore à réglementer l'exercice de l'art dentaire, comparativement à celle faite dans notre pays depuis 1892.

La loi anglaise de 1878, modifiée cette année et applicable à tout le Royaume-Uni.

L'arrêté royal du 21 juillet 1921, du Roi des Belges, modifiant le précédent du 14 Août 1899, qui donne la reconnaissance de l'enseignement dentaire, la Hollande cherchant à atteindre le doctorat en médecine ; l'Espagne qui, tout en gardant l'autonomie des études dentaires, oblige le diplômé à une vérification faite par un inspecteur provincial, etc., semble prouver qu'il y a une réelle poussée, une réaction tendant à atteindre un niveau professionnel plus élevé.

Certes, l'analyse des lois ou décrets, démontre dans bien des cas le souci de sauvegarder des intérêts ou des privilèges cupides et égoïstes.

L'effort comporte dans son esprit, la tentative d'un redressement professionnel en rapport des connaissances actuelles.

Cet effort, dans sa partie saine, est dû à l'évolution même des sciences, de l'industrie, et il n'est le fait que de quelques-uns, d'un noyau, dont le savoir a permis d'en saisir autant l'utilité que la nécessité. Ceux-là seuls, agissent en regard de leur rôle professionnel et social.

Mais la majorité, la généralité, ne répond pas au besoin de ces rôles.

Il en est beaucoup dont le savoir permettrait de dépasser amplement leur rendement pratique. Mais ils ont abandonné leurs scrupules, forcés parfois par les circonstances du milieu, voir même découragés par la négation de leurs efforts ou de leur probité professionnelle.

Ces cas ne sont que des effets, les causes résident surtout dans le niveau trop bas de la profession, l'esprit anti-scientifique, et le mercantilisme honteux.

La pratique journalière de l'art dentaire démontre d'une manière irréfutable une application thérapeutique et prothétique des plus défectueuse.

Il est facile d'en rejeter la faute sur les charlatans, les empiriques, mais ces derniers ne sont par l' «exclusivité» des non-diplômés.

Le public bien qu'inéduqué jette un discrédit profond sur la généralité des dentistes et cependant il n'est pas non plus la clientèle exclusive des charlatans.

Ce discrédit, bien qu'exagéré et néfaste à la profession, n'en persiste pas moins, du fait qu'il est engendré, conservé, par la pratique même de la dentisterie ; pratique n'apportant que des résultats peu satisfaisants pour sa généralité.

Son inéducation invoquée pour sauvegarder quelques apparences ne justifie pas ce discrédit.

Si dans la pratique courante, le patient recevait des indications reflétant un esprit scientifique, l'éducation serait vite faite. Mais il est certain que la pratique actuelle consiste à laisser le patient (le client) le plus ignorant possible pour les plus grands avantages pécuniaires.

Supposant l'éducation faite, il faudrait pouvoir assurer, faire bénéficier le public, des mesures dont on lui a démontré l'importance. Mais l'esprit routinier, mercantile, comme l'inaptitude, se dressent comme des barrières dont le nombre s'affirme par le résultat actuel.

En toute évidence, il faut analyser l'exercice de l'art dentaire, dans chacune de ses branches et s'en rapporter à la pratique courante, rencontrée actuellement.

Le côté théorique, l'enseignement technique, viendront d'eux-mêmes juger cette pratique courante, ne répondant pas à leurs portées professionnelles.

La valeur civique, morale, professionnelle, seront autant d'auxiliaires qui viendront aider au relèvement du niveau de la profession de l'art dentaire, que la pratique générale abaisse à une commercialisation contraire à son rôle et à ses destinées.

PRATIQUE GÉNÉRALE DE LA CHIRURGIE DENTAIRE

Il peut être juste de dire que le dentiste fait une publicité proportionnée à son manque de valeur professionnelle.

Du moins, cette réclame répond à un état d'esprit plus commercial que scientifique et se manifeste dans ses moindres détails.

Il n'y a pas très longtemps, on pouvait voir, au coin d'une rue de Paris, une gigantesque molaire pendue sur une chaîne, servant d'enseigne.

Souvent ces enseignes couvrent toute la façade de l'immeuble et désignent le dentiste (?), par des dénominations comparables à celles que prennent certaines firmes, certains magasins ou bazars.

Ceci a l'avantage de transformer le dit cabinet, en une firme dentaire quelconque, effaçant l'individualité du praticien, pour faire place à un consortium de commerçants et de banquiers.

Viennent s'adjoindre à ces firmes, les mille et un moyens qui leur sont inhérents. Des titres pharamineux, des réclames abracadabrantes, des vitrines où l'on expose la marchandise, des hommes sandwichs distribuant des prospectus les plus ridicules, des prix-courants ne servant que d'appas, exhibition publique du laboratoire placé en boutique, etc., etc...

Autant de procédés de publicité dont se servent les industriels, pour lancer une marque de machines ou de petits pois.

Il en résulte que cette commercialisation garde son état d'esprit, dans l'application thérapeutique et prothétique de l'art dentaire.

Dans le traitement chirurgical ou des soins de la bouche et des dents, le public apprend à ses dépens, que le davier n'est pas considéré par le praticien, comme un instrument devant être manié avec autant de circonspection que les scies d'amputation.

Des dentistes (diplômés ou opérant comme) s'érigent parfois en commis-voyageurs et font dans leurs premières visites, le plus possible de vide dans la bouche, afin de pouvoir, à la suivante, placer le dentier le plus cher.

Sont encore nombreux ceux qui envisagent qu'une dent mal soignée, est pour eux, le meilleur profit.

Cette méthode donne un gain :

1° Pour les soins et l'obturation ;

2° Pour l'extraction ;

3° Pour son remplacement.

Ceci est possible du fait, qu'il peut se produire qu'une dent obturée, donne en effet, des complications nécessitant l'extraction. sans qu'elles incombent au traitement fait par le praticien.

Chaque patient se trouve donc placé par ces praticiens-commerçants, devant « le cas ». Ce qu'il ignore et ne peut discerner, c'est qu'il n'est pas le « cas isolé ». Au contraire, il n'en est qu'un de plus, incombant au dentiste traitant.

Il apparaît dans ces diverses citations que seule, la question commerciale entre en ligne et se manifeste dans les moindres détails de la pratique professionnelle.

Le patient devient alors un « Client », contraint de subir une exploitation d'autant plus facile, que sa crédulité et son ignorance le permettent.

C'est ainsi que les abus les plus scandaleux se renouvèlent et s'accomplissent impunément.

Des citations ?... des exemples ?... il y en a en quantité...

Un praticien contait qu'un jour, il reçu la visite d'une patiente, pour un *plombage tombé* ; (d'après le dire de l'intéressée). A l'examen, il trouva un ciment inséré dans chaque interstice dentaire. Devinant une supercherie, il enleva l'un après l'autre les « plombages », et ne trouva aucune carie !!... La patiente, comprenez « cliente », avait pourtant soldé en honoraires au confrère, une *trentaine de plombages*.

Il est si simple à ces « praticiens » d'user largement de l'ignorance générale du public.

Pour répondre parfois à leur réclame, autant anti-scientifique que déloyale, ces dentistes !!! appliquent le tarif annoncé.

Pour ce faire, un peu de gutta-percha, voir même du coton trempé dans du collodion, remplacent les ciments dentaires les plus solides....

Dans cette thérapeutique (?) plus que simpliste, les degrés de la carie dentaire ne comptent plus et il arrive souvent, qu'après l'extraction d'une dent dont la pulpe est à jour, on exhibe au « client », le ou les nerfs comme étant des vers qui rongeaient sa dent. Ceci à l'instar des charlatans de jadis, qui exploitaient sur les places publiques.

Nombreuses sont les farces qui se déroulent dans l'officine de certains praticiens. Parfois, c'est une dent perdant son « émail » et qu'il faut « émailler » ..... soit : un coup de ponce et de blanc d'Espagne !... Ou bien, c'est une dent atteinte d'un *mal terrible* !... et il faut l'extraire, ou encore une dent « gangrénée » pouvant engendrer des conséquences indéfinies qu'il faut éviter à tout prix par le traitement « spécial » de la maison. Le traitement terminé, on fera une obturation avec un ciment émail « Securitas ou autre », non moins « spécialité » de la maison.

Le : « VOILÀ POURQUOI VOTRE FILLE EST MUETTE..... » se retrouve là, dans toute son étendue morale et matérielle.

Le mercantilisme guide ces inconscients et justifie le dentiste (d'une grande maison de Paris) qui disait à ses « clients » : Je vais vous faire détartrer les dents par mon spécialiste, premier opérateur, Docteur de la Faculté de X... ou Y... Je le charge de faire votre détartrage avec notre « Poncite », dont la maison possède des mines à Z... »

En réalité, les « mines de Poncite », étaient un kilog de ponce achetée chez le premier marchand de couleurs venu !!!...

Faisant fi de toutes considérations humaines, ce mercantilisme, qui ne considère que l'argent, contraint le praticien à demander au patient venant pour une extraction : « Avec ou sans douleur »? *(sic)*. Ceci parce qu'il y a un revenu de deux à trois francs d'écart. Cependant la dépense n'est que de quelques centimes !!!...

Chose inique, la Science permettant par les anesthésiques, chloroforme et autres, de soulager l'humanité, le médecin ou le chirurgien, au moment d'opérer, pose-t-il une question semblable ?

Appartient-il à ces diplômés dentistes de se placer impunément « Hors l'Humanité ? »

Les mécaniciens-dentistes n'étant pas qualifiés pour cette critique, doit-on se retrancher derrière ce fait ?... Cependant ces iniquités ne relèvent pas exclusivement du domaine de la Science, elles peuvent être jugées par le bon sens professionnel.

Peut-on encore contester la source de nos investigations ?... Ce serait vouloir nier l'évidence, le mécanicien ayant sa part active autant que responsable dans ce mercantilisme éhonté.

Il est incontestable qu'il se rend parfois complice. Dans cette voie, il ne s'agit plus de citer ce que fait le dentiste, mais ce qu'il demande. (Ce qui ne retire rien de sa responsabilité morale et professionnelle).

Présentement, le praticien parvient à s'adjoindre le mécanicien par le mirage de la chirurgie, en lui promettant de la lui apprendre, et profite même pour lui donner des appointements de circonstance en faisant ressortir que le pourcentage comblera amplement la différence.

Les leçons sont très simples. Les notions se résument en quelques données techniques de la thérapeutique dentaire. Il est demandé, surtout, le chiffre d'affaires et sur ce sujet les explications sont longues et minutieuses.

Les soins sont considérés comme secondaires, ce qui compte, c'est l'Empreinte !...

Souvent, les mécaniciens (opérateurs d'affaires), partent aux environs des centres importants, ayant pour tous bagages une trousse se composant de quelques daviers en plus ou moins bon état, d'instruments épointés, de porte-empreintes d'une propreté plus que douteuse, un unique et mauvais ciment (parfois de la gutta) qui fait usage de ciment émail, d'amalgame au platine, voir même d'aurification !!! invisible !!!

Du reste, les soins se composent surtout, comme il a déjà été dit plus haut, de l'application la plus abusive du davier. Ceci, pour les profits qui en résultent dans la pratique actuelle.

Le mécanicien, dit opérateur, n'est pas employé uniquement au seul rôle de praticien ambulant, dans nombreux cabinets dentaires, il fait encore office d'*opérateur diplômé*.

Il n'est pas toujours « Employé » mais « Associé » avec le chirurgien-dentiste, le plus souvent avec un médecin.

D'une manière comme de l'autre, il n'est pas tenu à l'exclusivité de son rôle de prothésiste. Il opère au lieu et place d'un diplômé. Bien que ces coutumes soient combattues, elles existent encore et si pour se garantir des chirurgiens ou docteurs font prendre une inscription à leur mécanicien faisant fonction d'opérateur, ce n'est que pour détourner la loi et assurer ainsi, une sécurité relative à leur raison sociale.

****

En dehors de ce qui précède, le dentiste dans l'état de choses actuelles, ne peut subvenir à ce que lui confère son titre. Le temps lui faisant défaut il n'arrive qu'à force d'expédients, mais en supprimant des actes essentiels de sa profession.

Quel est donc le dentiste qui, avant de faire une piqure hypodermique, prendra le temps d'ausculter le patient ?

Il ne le fera pas, pour plusieurs raisons :

    1º Manque de temps ;

    2º Manque d'habitude ;

    3º Absence d'autorité professionnelle.

S'il se trouve devant la nécessité d'avoir recours à l'anesthésie générale (chloroforme, éther, etc...), il s'assurera la présence d'un médecin.

A t-il à soigner un patient dont la lésion buccale est d'origine syphilitique ou autre, il l'enverra également chez le médecin.

Un point de suture ne se fait pas au cabinet du dentiste, et une syncope tant soit peu prolongée, exige également l'appel du médecin.

Cependant, le diplôme autorise, est-il à penser qu'il confère trop de pouvoirs ?...

Que dire alors, de certains médecins qui, tout en tenant un cabinet dentaire, font également la médecine générale ?

Ceux-ci donnent des consultations aux patients sur tout. Souffrent-ils d'une maladie intestinale, de neurasthénie, ou d'un cor au pied, le médecin leur fait une ordonnance. Une molaire leur fait mal, le chirurgien-dentiste la leur extrait. Un appareil cassé doit-il être réparé, le mécanicien-dentiste s'en charge.

Ceci est une Trinité en une seule personne et ressemble à des bazars où l'on trouve de « Tout ».

Médecins ou chirurgiens-dentistes, consultent en une journée un nombre tel de patients, qu'il est impossible de consacrer un temps suffisant à l'application rationnelle : de la médecine, de la chirurgie et de la prothèse.

Si l'on songe que certains praticiens reçoivent quarante ou cinquante personnes par jour, on arrive à un temps de dix à douze minutes par patient. Il faut encore diminuer le temps nécessaire à la préparation du cabinet, des instruments, etc., celui utile au patient pour son entrée et son départ...

On arrive ainsi à un temps de travail effectif, de quelques minutes.

Ce n'est donc pas dans un délai si restreint qu'un praticien, aussi expert soit-il, peut consulter un patient d'une broncho-pneumonie, souffrant d'une dent, ou ayant besoin d'un appareil de prothèse.

Il est évident, que ces praticiens prendront des opérateurs, et qu'ils travailleront dix, onze heures.

Ces palliatifs sont encore insuffisants.

L'opérateur ne doit son emploi, qu'en tant que l'état de chose précité, existera pour lui et les mêmes résultats auront lieu.

Quant au travail excessif, renouvelé chaque jour, c'est un surmenage engendrant une dépression physique, qui place le praticien dans une infériorité diminuant sa valeur professionnelle. Cette diminution n'est pas un danger seulement pour celui-ci, mais aussi pour le patient.

Cette manière d'exercer démontre amplement que ces praticiens sont soumis à une pression constante, dûe à la cumulation des emplois, qu'il leur est matériellement impossible de remplir intégralement.

En définitive, le dentiste ne demande dans la pratique courante, qu'une application thérapeutique et prothétique, réduite aux seules opérations ne nécessitant qu'un minimum de savoir, de responsabilité, pour un maximum d'intérêts commerciaux.

RECRUTEMENT PROFESSIONNEL

Un tel rendement pratique de la chirurgie dentaire, n'est le fait que d'un recrutement général, dont la qualité civique et professionnelle n'est pas en rapport au rôle de l'emploi.

Actuellement, le mal semble vouloir durer.

Du côté des Universitaires, le mal viendrait surtout d'un manque de sévérité dans le programme d'enseignement pratique.

Mais en dehors de ces derniers, les mécaniciens-opérateurs, employés comme il a été dit précédemment, finissent par envisager les possibilités d'être diplômés. Ils ne sont pas seuls, beaucoup d'étudiants (de modestes conditions sociales et de tout âge) viennent grossir ce noyau d'aspirants au diplôme.

Il faut encore faire entrer en ligne, les incapables, les ratés des Universités, aussi les recalés des Facultés, qui viendront eux, se mêler à cette catégorie.

Dès lors, on trouve un élément dont l'importance numérique est importante.

Pour répondre aux besoins de ce groupe, certains docteurs ou professeurs ont créés, dans un but lucratif, des cours, préparant les candidats aux divers examens exigés pour l'obtention du diplôme.

Il ne s'agit dans l'occurrence, que de donner un savoir spéculant sur les questions que pose ordinairement le jury.

Cette tactique rencontre d'autant plus de possibilité de réussite, que les Facultés sont choisies, suivant le but à atteindre, et leur indulgence connue.

C'est ainsi qu'un étudiant domicilié à Paris, suivra, dans les cours précités, le programme d'études demandé par la Section

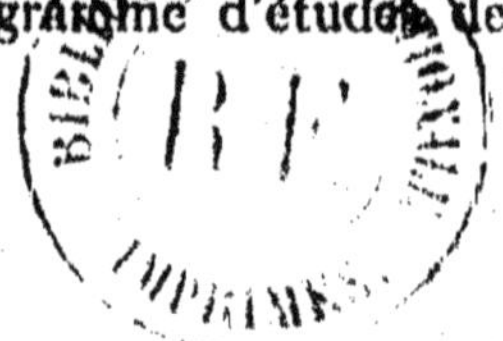

Agricole... et passera le dit examen à CAEN, une autre fois son anatomie à NANTES, etc...

Certaines Facultés de province, se prêtent d'autant plus facilement à cette conduite, que le nombre d'étudiants s'adressant à elles, justifie leur raison d'être et défend, par là même, leur vitalité.

C'est ainsi que certaines Facultés acquièrent une renommée dans le monde des étudiants (de toute catégorie), et beaucoup de diplômés d'aujourd'hui, se souviennent encore des espérances que faisait naître, il y a quelques années, la Faculté de Chambéry !...

Tout ceci laisse entrevoir des tractations, des marchandages qui sont loin de répondre à l'équité, voir même à la probité.

Le résultat, en tout cas, n'est pas douteux, il donne une catégorie de praticiens ne répondant pas aux nécessités de leur rôle professionnel et social.

Ceci explique, justifie, toutes les données précitées dans ce chapitre, et pour le moins démontre que dans de telles conditions, « Diplôme » n'est pas synonyme de « Savoir ».

Est-ce à dire que le diplômé n'est seulement apte qu'à devenir un praticien-expert ? qu'il ne possède que les éléments propres à acquérir une valeur professionnelle ? Retenons alors l'argument.

Est-ce à dire que le diplômé doit être apte à tous les travaux exigés par son art ? qu'il a une valeur professionnelle répondant à toutes les exigences ?

Alors, l'application générale de la pratique actuelle, vient d'elle même détruire cette assertion, surtout pour les diplômés de fraîche date ; et les pratiques signalées pour l'obtention du diplôme, sont également contraires à cette affirmation.

PRATIQUE GÉNÉRALE DE LA PROTHÈSE DENTAIRE

Les mêmes causes engendrant les mêmes effets, on rencontre dans l'application de la Prothèse, la même pratique anti-scientifique, anti-professionnelle et anti-sociale.

Il ne faut donc plus s'étonner des résultats peu satisfaisants, dont se plaint la généralité du public.

En dehors des causes énoncées, il existe à la base même de la pratique de la prothèse, une erreur fondamentale, à savoir que : c'est le chirurgien qui prend l'empreinte, essaye l'appareil et le pose, sans le concours du mécanicien, qui lui, pourtant, exécute le travail.

Le chirurgien part donc du principe que le mécanicien travaille sur un modèle en plâtre, en réalité, il *opère sur une bouche.*

Il ne s'agit pas d'établir une incapacité de la part du chirurgien. En admettant même une capacité nettement supérieure, il serait juste au point de vue professionnel, que ce soit le mécanicien qui exécute la prothèse, qui voit la bouche, prenne l'empreinte, fasse les essais et pose l'appareil.

Il y a des compositions d'appareils, des retouches, certaine pose de dentiers, qui découlent d'appréciation personnelle et qu'on ne peut prétendre faire exécuter par simples explications verbales ou écrites.

Le moins qu'il puisse se faire, est que le chirurgien soit assisté du mécanicien à la prise d'empreinte, aux essais et à la pose.

Il est inconcevable qu'il en soit autrement, étant donné que chaque bouche représente un cas différent, et qu'il n'existe aucune possibilité d'établir un travail de prothèse par avance.

Peut-on nier la capacité professionnelle d'un mécanicien ayant dix, quinze, et vingt ans de pratique ? Evidemment cette capacité pourrait être plus étendue, si au lieu de glaner son savoir, il pouvait recevoir une instruction théorique et pratique d'une manière plus rationnelle.

Il est pénible de constater que rien, ou presque rien, ne soit fait en ce sens.

Malgré cela, si le mécanicien arrive à force d'étude et de travail à acquérir un savoir correspondant aux nécessités réclamées par la prothèse dentaire, il ne parvient que difficilement à employer son talent.

En général, il est obligé de fournir une prothèse, qui ne répond pas aux circonstances actuelles, qui, par conséquent, s'exécute au détriment de l'intérêt public.

En conséquence, la mentalité, autant que le savoir professionnel n'ont qu'un niveau général beaucoup trop bas.

Quelle mentalité, quelle conscience professionnelle peut avoir un mécanicien, qui journellement assiste et se fait complice parfois, d'un mercantilisme éhonté, occasionnant des actes des plus déloyaux.

Peut-on admettre les procédés de certains dentistes, qui, profitant de l'ignorance et de la crédulité du public, se complaisent à employer des moyens, non plus commerciaux, mais charlatanesques.

Certains dentistes avaient inauguré, dans un esprit de lucre, la « Boîte à Dentiers ». Elle consistait à répondre à une réclame tapageuse, donnant des prix tellement dérisoires, qu'ils étaient en dessous du prix de revient des matières le meilleur marché. Aussi, quand le « client » se présentait pour bénéficier des avantages énoncés par les prospectus, on apportait une grande boîte où se trouvait une certaine quantité d'appareils dentaires. Naturellement malgré l'essayage de tous, aucun ne répondait au cas du « client ». On lui expliquait alors « que le sien n'existait pas ». Sur sa réclamation, le praticien lui spécifiait aussitôt : « qu'en effet on serait dans l'obligation de lui faire son appareil spécialement, mais que cela coûterait plus cher ».

Dans « *ce plus cher* » il est entendu qu'on soutirait le « Maximum » possible pour un travail exécuté avec le « Minimum » de frais.

On est tenté de croire à l'exagération, mais quand on pense que beaucoup de dentistes peuvent citer l'exemple d'une personne étant venue les trouver pour « arranger » à leur bouche, un appareil dentaire provenant de quelqu'un de leur famille, on est contraint de se rendre à l'évidence.

Un dentiste contait, qu'au cours de ses consultations, une patiente était venue le trouver, parce que son appareil la blessait. A l'examen, il constate une tuméfaction intense de toute la muqueuse de la voûte palatine. Il replace le dentier (un complet supérieur) et se rend compte que l'appareil était beaucoup trop petit pour la bouche.

La patiente expliqua que cet appareil provenait de sa défunte sœur et qu'elle le portait depuis un certain temps.

Une autre fois, une paysanne va trouver un dentiste, avec un dentier complet (haut et bas). Comme elle possédait encore deux canines supérieures, elle demandait que l'on fasse deux trous dans l'appareil, qui provenait également d'un membre de sa famille.

Une anecdote cite qu'une femme de la campagne s'étant présentée chez un riche dentiste de la ville, un domestique en livrée la reçoit et l'invite à attendre ou à prendre un rendez-vous. « Non, répondit-elle, c'est inutile de déranger votre Maître, passez-moi la boîte à dentiers, je choisirai moi-même. »

Certaines personnes viennent avec des appareils ne contenant que quelques dents et provenant d'autres personnes, pour y faire ajouter celles qui manquent pour leur cas.

Il n'est même pas besoin d'être de la profession pour saisir l'impossibilité matérielle de ces demandes, et d'apercevoir l'ignorance qu'elles dénotent.

Toutefois ceci explique pourquoi l'abus précité de la « Boîte à Dentiers » est possible.

Certains praticiens ne s'en tiennent pas à cette vente (fictive) de dentiers de confection, et annoncent tapageusement, un prix par dent défiant toute concurrence, et pour cause. Seulement quand le « client » se présente, et demande les prix indiqués, on lui remet en « vrac » le nombre de dents désiré dans le creux de la main.

Bien entendu, pour les monter, les mettre sur une plaque, avec des crochets, etc., cela nécessite un supplément par dent. Ce supplément, comme de juste, équilibre les prix possibles.

Parfois, ces praticiens spéculent sur la fourniture, c'est ainsi qu'un docteur (ou se faisant appeler ainsi) faisait faire à son mécanicien (un façonnier de Paris) des dentiers complets (haut et bas), contenant 40 dents, alors que le maximum est de 28.

Des abus de confiance ont lieu aussi sur le prix. Un opérateur employé chez un dentiste de Paris, dans le XIᵉ Arrondissement, contait aux mécaniciens, comme un fait d'arme, qu'il venait de vendre une bouche de six dents : « MILLE FRANCS ». Le client partait en province et il lui avait spécifié que les dents du bridge qu'il venait de lui placer pouvaient casser. La prudence commandait d'en avoir de rechange. Mais attendu que ces dents étaient spéciales, il lui fallait les faire lui-même, ce qui exigeait toute une nuit de travail, de la matière très chère... etc... La Vérité est, que le garçon de courses fut envoyé chez le fournisseur, prendre une bouche de six dents, soit, à cette époque : $4,25 \times 6 = 25$ fr. 50, plus $0,40$ de métro.

Parfois on assiste au baptême que faisait ce bon curé : « Poulet... etc... ». Le dentiste fait de même en appelant OR, du maillechort

Victoria, ou métal quelconque, impropres à la prothèse dentaire.

A ce sujet, une cliente intenta un procès à une maison de Paris (Métro... quelconque... Dentaire), pour un appareil payé au prix de l'or. Elle perdit son procès, du fait que la facture ne mentionnait qu'un reçu de..... pour appareil *métal*. Il n'était pas spécifié que ce métal fut de l'or.

Le baptême, comme l'on voit, fut reconnu par le tribunal.

Le mécanicien se trouve quelquefois mêlé directement à l'action mercantile de son patron. Dans ce cas, le dentiste fait part à son mécanicien de ce qu'il cherche à obtenir. La leçon apprise, il le présente comme un docteur spécialiste de la Faculté de... Baltimore, ou d'ailleurs.

Cette comédie consiste à influencer le « client » pour une meilleure affaire commerciale.

Dans les moindres détails de l'application de la Prothèse, on est obligé de constater des abus, et les personnes qui, à la suite d'accidents ou de défectuosités, cassent leur appareil, trouvent encore une « *attrape* » pour le faire réparer. De grandes pancartes annoncent « Réparations en trois quarts d'heure ». Ceci est matériellement impossible. Ce travail consiste simplement à réparer l'appareil au moyen de ciment dentaire (ou autre procédé de fortune). Il en résulte donc que la réparation ne tient que quelques heures. Quand le « client » revient se plaindre du travail exécuté, il lui est gracieusement répondu, qu'elle avait demandé une réparation faite en trois-quarts d'heure, mais que pour la faire réellement, il fallait au moins une journée ou deux. Bien entendu, le prix n'est pas le même, et cette manière de faire procure deux gains.

Faut-il en conclure que ce sont ces abus qui incitent le public à considérer le dentiste comme un « menteur » et un « charlatan » ?

Au lieu de s'en rapporter comme au médecin, le public n'accorde qu'une confiance très limitée au dentiste, et le commande comme il le fait à sa couturière, son épicier ou autres fournisseurs.

Il cherche à remédier lui-même et tente d'appliquer ce qu'il appelle son goût. Tel patient refusera tel traitement, tel autre refusera tel travail de prothèse, et chacun apporte à l'appui de son refus, des exemples constatés par eux-mêmes, ou sur des personnes de leur connaissance.

Ceci équivaudrait à un malade qui contesterait le diagnostic du médecin traitant, qui refuserait tel ou tel médicament, et qui, en fin de cause, dicterait au médecin ce qu'il faut qu'il ordonne ou fasse !...

Stupidité autant qu'ignorance qui permet les pires abus, mais engendre aussi les effets les plus déplorables.

L'éducation du public est entièrement à faire ; mais peut-elle réellement avoir lieu avec un niveau professionnel qui, d'une manière générale, est en dessous du rôle qu'il a charge de remplir ?

L'application de la prothèse dentaire, offre donc une insuffisance, qui marque un retard considérable en regard des connaissance actuelles.

On peut en acquérir la preuve dans la production des laboratoires.

Dans la plupart, on fabrique de la prothèse (?) avec le rendement d'usine fournissant des pièces en séries.

La prothèse comporte en elle-même, un travail mental et manuel.

Le premier est sacrifié par le rendement pécuniaire.

Le deuxième s'exécute par routine.

Ce qu'il importe, c'est de mettre le plus de dents possible sur une plaque or ou vulcanite, même si cela ne répond pas au cas de la bouche à restaurer. Ce qui compte, c'est le nombre de dents vendues au maximum possible, dans un minimum de temps et de frais.

Dans de telles conditions, la qualité de la prothèse à fait place à la quantité, partant de là aux bénéfices.

La prothèse dentaire semble donc une source de profits, que la généralité des praticiens ne regardent qu'à ce seul point de vue.

En réalité, la prothèse dentaire exige dans son application, une attention minutieuse, un travail difficile, nécessitant une dépense de temps ainsi qu'un savoir théorique et pratique des plus important.

Conçue avec son seul côté d'intérêts pécuniaires, et dans les conditions citées, elle est un danger pour la santé publique.

Ce danger se révèle non seulement dans les pratiques exposées, mais dès la prise d'empreinte. Cette opération initiale à la prothèse dentaire, est pratiquée dans des conditions toujours susceptibles de contaminer le patient.

A cet effet, on se sert de moules spéciaux, confectionnés généralement en maillechort et revêtant la forme d'un fer à cheval. Leurs grandeurs et leurs formes, sont variées, de manière à répondre aux différents cas de la bouche.

Dans ces moules dénommés : porte-empreintes, on place une pâte appelée « stents », ou du plâtre d'albâtre.

Le stents est un composé à base de gutta, de cire, de résine, et se ramollit dans l'eau à la température de 50 à 60 degrés.

Le stents étant mou, est placé dans le porte-empreinte choisi, et le tout est mis en bouche. Par une pression, la partie dont on désire l'empreinte, s'enfoncera dans la pâte.

Pour obtenir le modèle, il suffit de couler du plâtre dans l'empreinte et de retirer le stents en le ramollissant de nouveau.

Si cette opération ne se produisait qu'une fois, il serait suffisant d'aseptiser le porte-empreinte en le faisant bouillir, et de tremper la pâte neuve dans un antiseptique quelconque.

Mais, il en est autrement. Le stents nettoyé de ses débris de plâtre, reservira jusqu'à épuisement de la qualité nécessaire à sa fonction.

C'est donc, dix, vingt, cent fois, qu'il sera employé.

Si on tient compte que cette pâte ne subit aucune stérilisation, du reste impossible, qu'elle sert de nombreuses fois, d'une bouche à l'autre, on est contraint de reconnaître les dangers que comporte cette méthode. Surtout que souvent, l'empreinte est prise sur des plaies provenant d'extractions fraîches, que la succion ou pression occasionnée par la pâte, fait saigner à nouveau.

Le stents de toute manière, devient un réceptacle des plus susceptible de contaminer.

Si même, on emploie du plâtre d'albâtre, le danger prévient du porte-empreinte qui n'est soumis à aucune stérilisation.

Ordinairement, c'est l'apprenti mécanicien qui est chargé de couler les empreintes, de les démouler, de nettoyer les porte-empreintes et le stents. Ce travail s'accomplit au laboratoire. Les porte-empreintes seront nettoyés comme on récure une casserole, la pâte sera ramollie pour en retirer les débris de plâtre, puis applatie sur un coin de cheminée ou autre surface plane, au moyen d'une bouteille ou objet quelconque.

Laissé à la merci d'un apprenti, ce travail se fait dans des conditions malsaines. Les porte-empreintes seront laissés sur la pierre à évier au milieu de débris, de saletés, ou baignant dans une eau malpropre. Pour tout nettoyage, ils seront essuyés avec un chiffon souillé, tout au plus seront-ils passés à la ponce et au blanc d'Espagne. Mais ces derniers seront ceux de l'augette où l'on polit et qui ont conservé toutes les poussières nocives du polissage.

Le stents voisinera avec les objets les plus divers, et sera manipulé par l'apprenti, dont les mains sont le plus souvent malpropres et enduites d'ingrédients provenant du nettoyage qui lui incombe.

De tels détails se passent facilement de commentaires.

RECRUTEMENT PROFESSIONNEL

Dans de telles conditions la valeur professionnelle des mécaniciens-dentistes, en général, ne saurait atteindre une supériorité en qualité et en nombre. Le pourcentage des incapables, découle d'une situation de fait créée par les chirurgiens-dentistes dans l'application de l'Art Dentaire.

Le principe même de l'éducation du mécanicien-dentiste, tant théorique que pratique, est complètement eronné.

Dès ses débuts, il se trouve aux prises avec les inaptitudes, les erreurs et la mentalité mercantile, constatées dans la pratique.

Son apprentissage s'opère dans des conditions déplorables, qui frisent la malhonnêteté.

L'apprenti est recruté par le dentiste et aussi par le mécanicien. Certains dentistes et façonniers en font une source de bénéfices en demandant des honoraires aux parents. C'est ainsi qu'on voit dans certaines maisons, un nombre d'apprentis ne se justifiant que par le gain qu'il procure. Ces apprentis (?) ne reçoivent que de temps à autre quelques notions verbales, mais disposent de matières spéciales pour la confection de certains appareils (plâtre, maillechort, dents pour pièces de montre, etc.). Ceci permet de donner un vernis, des apparences et les premiers trompés sont les apprentis... Livrés à eux-mêmes, accomplissant des travaux qui ne répondent à aucune technique sérieuse, exécutant manuellement «quelque chose», ils estiment cette production comme suffisante pour leur éducation professionnelle. Ils restent ainsi plusieurs années, et ne s'aperçoivent de leur incapacité qu'au moment où ils cherchent à bénéficier de leur travail. Ils seront alors l'objet d'une spéculation consistant à se servir d'eux comme petite main (avec salaire correspondant). On les spécialisera dans quelques travaux secondaires du métier, tels que : le coulage des empreintes, le polissage, les réparations d'appareils en vulcanite, etc... C'est ainsi que des jeunes gens arrivent à l'âge de l'incorporation militaire, ne sachant rien ou presque rien, d'un métier qu'ils auront à abandonner définitivement ou à apprendre complètement après leur service terminé.

Il en est de même pour l'apprenti placé chez un dentiste n'exigeant pas d'honoraires. Il arrive même que dès le début, ce dernier rétribue l'apprenti. En ce cas celui-ci remplace un garçon de courses aide à faire le marché avec la patronne ou la bonne, astique le parquet, ouvre la porte, etc., etc...

A l'atelier, il fait du nettoyage, tout au plus coule les empreintes, polit les réparations et fait les courses.

En définitive, il est, ou dehors, ou occupé à des travaux autres que ceux qui lui incombent. Le dentiste y trouve donc un bénéfice net et prendra un nombre d'apprentis correspondant à ses nécessités.

Il arrive cependant que le mécanicien dentiste est com-plice de cet état de choses. Il acceptera, demandera des apprentis, dans le but de s'éviter l'astiquage, le maniement du plâtre, les courses, etc...

Des mécaniciens installés façonniers, prendront d'autant plus d'apprentis, que chacun représente un garçon de courses et sont aussi des auxiliaires précieux, pour les multiples petits travaux inhérents au métier, mais qui ne forment pas l'apprenti. Cependant, les façonniers, dans l'état actuel de la profession, sont très peu qualifiés pour avoir des apprentis. Non pas qu'il s'agisse d'incapacité professionnelle, mais le rendement commercial exigé par leur situation, les oblige à industrialiser la production. Conséquemment, l'ouvrier est contraint de produire vite, beaucoup, et ne peut disposer de temps pour éduquer l'apprenti. Le patron (façonnier) accaparé lui-même par son propre rendement et la direction de son établissement, ne pourra pas consacrer du temps à l'apprenti.

Ce dernier, chez le dentiste, rencontrera le même état de chose. Le patron exigeant de son (ou ses) mécaniciens le maximum possible (et impossible). Le dentiste, lui-même débordé, ne perdra pas son temps et considérera l'apprenti comme un domestique ou un coursier.

Ces débuts influent beaucoup sur la carrière de l'apprenti et nombre d'entre eux ne deviennent, le plus souvent, que des mécaniciens médiocres, ne connaissant parfois que les notions rudimentaires du métier.

Peu importe aux employeurs précités, si l'apprenti sort de chez eux après plusieurs années, sans rien connaître de son métier, ils n'en sont pas tenus responsables.

Sous l'ancien régime, l'apprentissage était obligatoire pour la plupart des métiers et professions manuelles. L'apprenti passait alors un examen théorique et pratique.

L'apprentissage fut abandonné ensuite, à la liberté absolue des parties contractantes, de 1791 à 1803. La Loi du 12 avril 1803, s'efforçait de faire disparaître les graves abus qui s'étaient produits pendant cette absence de législation. Sous la seconde République, la Loi de 1803 parut encore insuffisante et fut remplacée par la Loi du 22 février 1851. Cette dernière fut à son tour renforcée par les pénalités de la Loi de 1874 sur le travail des enfants.

Aux termes de la Loi de 1851, le contrat d'apprentissage peut être fait par acte public ou sous seing privé. Il peut également être fait devant notaire ou reçu par les secrétaires des Conseils de Prud'-hommes, ainsi que les Greffiers de Justice de Paix. L'apprentissage terminé, le patron est tenu de délivrer un certificat constatant l'exécution du contrat et que l'on dénomme « Congé d'acquit ». Les demandes à fin d'exécution ou de résolution de contrat sont jugées par les prud'hommes ou par le juge de paix. (Si le contrat est passé avec un façonnier, le prud'hommme est compétent, s'il l'est avec un dentiste, c'est le juge de paix.)

La Loi de 1851 qui régit présentement l'apprentissage contient certaines dispositions intéressantes, mais ne répond pas encore, aux besoins actuels. De plus, elle est inopérante du fait qu'elle n'a pas d'agents d'exécution, ne comporte pas de moyens de contrainte, et ne renferme aucune sanction. (Sauf les dispositifs de la Loi de 1874 concernant le travail des enfants.)

Ceci explique les abus scandaleux actuels qui susciteront, par leurs excès, les modifications nécessaires à la Loi.

C'est le moindre qu'on puisse faire, de donner aux parents une garantie pour le savoir professionnel de leurs enfants.

En dehors même de l'intérêt privé, l'intérêt général y gagnerait.

Le remède serait surtout de relier l'apprentissage à l'école professionnelle où l'intéressé recevrait un enseignement rationnel, répondant aux travaux de la profession, lui permettant d'être apte à entrer dans un laboratoire pour des fins utiles à l'employeur et à lui-même.

Certaines écoles industrielles spéculent encore sur l'apprentissage. Dans le but d'abréger ce dernier, beaucoup de parents n'hésitent pas à faire des sacrifices et s'en rapportent aux avantages que les écoles précitées semblent donner.

Ces écoles annoncent pompeusement : six mois d'apprentissage, sans connaissances spéciales au préalable, alors qu'en six ans, un mécanicien-dentiste ne connaît encore qu'imparfaitement son métier.

Ces écoles à réclames tapageuses, accueillent, pour leur plus grand profit, filles et garçons.

En résumé, le dentiste, le mécanicien, les écoles, à qui les parents s'adressent, occupent les intéressés, sans aucun contrat, sans responsabilités et sans que l'intérêt moral, professionnel, président à leur éducation.

La spéculation, le mercantilisme, des abus scandaleux, sont les « résultats immédiats » de cette énormité. Elle relève autant de la moralité, que de la profession qui, en somme, devrait préoccuper l'intérêt général autant que l'intérêt privé.

Les conséquences de cet état de chose ne s'arrêtent pas à ces résultats, mais se répercutent sur la valeur des professionnels.

A sa sortie d'apprentissage (?) ou considéré comme tel, le petit ouvrier trouve-t-il un terrain propice à son développement ? Non, il restera au laboratoire occupé à des travaux secondaires, qui déchargent l'ouvrier. Il sera en quelque sorte isolé, toujours livré à lui-même, et les progrès qu'il pourra réaliser ne dépendront que de son initiative ou des moyens cachés que son esprit de curiosité lui dictera. Ceci, pour la raison que l'ouvrier ne se prêtera pas à son éducation nécessaire, dans un but égoïste qui résulte de la médiocrité de la prothèse demandée au mécanicien.

Tout au plus, faut-il acquérir une dextérité permettant une production intense, répondant à l'esprit de lucre inhérent à l'application actuelle de la Prothèse Dentaire.

Pour exécuter celle demandée par la majorité des dentistes, point n'est besoin en effet, d'un savoir théorique et pratique, des plus conséquent.

Dès lors, cette petite main devient, pour l'ouvrier, rivale et il doit s'en défendre. Le petit ouvrier guette la place, cherche à équivaloir l'ouvrier ; sachant que ce n'est qu'en tenant la place, qu'il obtiendra la valeur professionnelle de l'emploi, il cherchera cette solution par tous les moyens.

Il tentera de surpasser l'ouvrier, se fera toujours le complice du patron dans les moindres occasions susceptibles de diminuer la considération de celui-ci, afin d'augmenter la sienne. Il luttera encore en invoquant une différence de salaires. Le patron sachant qu'il suffira d'un temps très court pour que le petit ouvrier remplisse le rôle qu'il demande à son ouvrier, se prêtera à cette manœuvre, autant qu'il aura le plus grand intérêt au point de vue pécuniaire.

De son côté, si l'ouvrier se défend du petit ouvrier, il n'en combat pas moins de la même manière, par les mêmes procédés, pour prendre la place du premier ouvrier.

De toute manière, il est paradoxal d'avoir à constater que le petit, le second, ou le premier ouvrier, ne bénéficieront de ces différentes places qu'autant qu'ils accapareront eux-mêmes l'emploi convoité.

Cela découle beaucoup plus d'une question de hardiesse que d'un savoir réel.

C'est ainsi que des petits ouvriers se présentent comme ouvriers et, une fois dans la place, font toutes les concessions possibles et impossibles pour la tenir. Ils savent bien qu'ils arriveront à posséder la médiocre valeur exigée et comptent rattraper les pertes pécuniaires subies dans leur place suivante. Cet état de chose se retrouve pour les seconds ouvriers voulant devenir premiers.

Ce processus dans l'évolution professionnelle du mécanicien, ne peut exister, qu'en raison de deux causes principales, savoir :

1º La médiocrité de la qualité de la prothèse dentaire exigée par la généralité des praticiens.

2º La pénurie des mécaniciens ayant une valeur professionnelle réelle.

Cette dernière cause est en somme, un choc en retour dû à la première.

Il serait pourtant plus rationnel, que l'apprenti, le petit ouvrier, l'ouvrier, etc... acquièrent progressivement les connaissances techniques de leur rôle, sans avoir à placer l'employeur devant une situation rendue obligatoire suivant les énoncés cités plus haut.

Bien des dentistes ont cherché à pallier à cet état de chose, et en engageant leur mécanicien, ont tenté d'avoir des garanties.

Mais le mode de placement encore en pratique, n'offre aucune garantie pour l'employeur ou l'employé.

Un dentiste ayant besoin d'un mécanicien, s'adresse à son fournisseur.

Mais un mécanicien en quête d'une place, devra s'adresser à tous ces derniers.

Le dentiste s'adresse à son fournisseur espérant que celui-ci lui procurera un mécanicien dont il connaît la valeur professionnelle. Mais un fournisseur ne peut tenir compte de la valeur professionnelle du dentiste et du mécanicien. Il en résulte qu'un bon mécanicien se présentant chez un fournisseur, ne le connaissant pas, lui transmet la demande qu'il a reçue d'un dentiste n'ayant besoin que d'un mécanicien de médiocre valeur professionnelle. S'il a chômé longtemps il acceptera, il faut manger. Par contre, dans le but de satisfaire le dentiste, le fournisseur enverra un mécanicien qu'il connaît peut-être en tant que client, mais dont il ne peut juger la valeur professionnelle.

N'étant pas qualifié pour cela, il ne peut envisager qu'une question de probité.

On produira les meilleurs certificats, mais étant donné que les meilleures références ne signifient rien, il en est très peu tenu compte et elles ne forment qu'une sécurité très relative, actuellement.

S'il s'agit d'un engagement pour la province, les colonies ou l'étranger, l'insécurité deviendra plus grande pour chacun. De toute manière il s'exécute dans des conditions telles, que les pires abus se produisent.

En général les fournisseurs se débarrasseraient volontiers de ce placement qu'ils ne détiennent que par coutume, dans un but commercial, n'étant pas ennemis d'une centralisation des offres et demandes.

Il n'y a rien de sérieux dans le placement actuel, le favoritisme la chance, sont surtout l'apanage de ce système.

Un mécanicien en quête de travail, est obligé de visiter journellement de douze à quinze fournisseurs.

Quand enfin on lui remet une adresse, il arrive souvent que la place est prise ; un autre fournisseur l'avait déjà indiquée. Si l'on tient compte qu'en ce moment il existe un chômage considérable, c'est plusieurs centaines d'ouvriers, qui chaque jour sont contraints de parcourir Paris, s'adressant aux fournisseurs dans l'espoir qu'ils arriveront premier dans cette course au travail.

Aucune sécurité, aucune priorité de compétence. Les relations entre l'offre et la demande, se font au hasard, au détriment des uns et des autres, surtout des ouvriers.

Un simple bureau de placement patronal, ouvrier ou paritaire, supprimerait cette iniquité.

L'éducation, le recrutement et le placement professionnel ne s'en tiennent pas exclusivement aux ouvriers précités.

Les mutilés de la guerre ont servi de façade philanthropique.

Se couvrant derrière le principe d'humanité, beaucoup de dentistes firent éduquer des mutilés comme mécaniciens-dentistes (?) Ils furent acceptés par les Ecoles Dentaires. Le bout de ruban fut la récompense convoitée, mais les éduqués reçurent en échange, la misère, l'indifférence et l'oubli total de leurs philanthropes.

L' « Aide Immédiate aux Mutilés » qui demandait aux Ecoles Dentaires de Paris, un an d'apprentissage amorti par un versement de 50 francs par semaine, s'est elle-même trompée, ou fut mal renseignée.

Malgré cela les mutilés sortaient aussi incapables qu'à leur entrée et ne trouvaient que portes closes chez leurs grands et sincères philanthropes. On en trouve la preuve formelle dans une lettre émanant de l' « Aide Immédiate » au siège du Syndicat, dont voici un passage :

« Notre Conseil d'administration s'est ému en présence de la grande quantité de mutilés qui, après avoir terminé leur rééducation de mécaniciens-dentistes à l'Ecole Dentaire, ne trouvent pas à se placer et à utiliser les connaissances qu'ils ont péniblement acquises. »

L' « Aide Immédiate » demandait aussi, si, la rééducation étant faite chez des mécaniciens-dentistes ou chirurgiens-dentistes, les mutilés auraient plus de chance à trouver à s'employer. La réponse faite, le fut en conséquence,

Pour illustrer cette philanthropie, voici le passage d'une lettre d'un mutilé :

« Réformé et démobilisé, attendant, cherchant vainement du travail en qualité de mécanicien-dentiste, il me fut présenté plusieurs places que je dus refuser, les ateliers où j'aurai pu travailler ne possédant pas de tour électrique. Il faut que je vous dise que je ne puis en faire marcher d'autre, ayant laissé une jambe sur le front. »

Peut-on ne pas blâmer publiquement ceux qui ont jeté dans notre métier, de pauvres gens qui n'ont, hélas, rien à faire dans une profession longue, difficile à apprendre, malgré les meilleures volontés, et qui compte plusieurs centaines de chômeurs, rien que pour Paris (1/4 environ.)

En plus de ce qui précède, il faut faire entrer en ligne, la méthode employée par certains praticiens, qui consiste à prendre chez eux des jeunes ouvriers bijoutiers, orfèvres, qu'ils éduquent (?) en quelques mois.

Ce recrutement se fait généralement auprès de jeunes ouvriers qui ne peuvent continuer à apprendre leur métier, celui-ci nécessitant une dextérité longue à acquérir. De même pour les ouvriers atteints par le chômage.

L'éducation se borne à quelques spécialités de la prothèse, telles que couronnes, bridges, travaux s'exécutant avec des matières précieuses dont ces ouvriers ont déjà une certaine habitude de manipulation.

En regard de la prothèse buccale, leur valeur professionnelle est des plus déplorable et ne fournit qu'une catégorie d'incapables accomplissant certains travaux, en automates, sans en comprendre le but, le rôle et les lois techniques qui régissent ces travaux.

Quelques-uns arrivent à force d'étude et de travail à connaître le métier, mais ils reconnaissent les difficultés et le temps nécessaire pour l'apprendre.

Le recrutement, l'apprentissage ou éducation professionnelle (dès le début), sont livrés à la pire gabegie qui existe et les conséquences en sont plus néfastes.

CONDITIONS DE TRAVAIL

Le mécanicien-dentiste qui, en fin de cause, parvient à connaître un peu son métier, à acquérir une valeur professionnelle importante de par sa longue pratique, à force d'étude, rencontre dans l'exercice de son travail, des conditions les plus déplorables de la part de ses employeurs.

Sans parler des salaires toujours trop bas, qui ne suivent pas les variations du coût de la vie, le temps de travail atteint toujours une moyenne excessive, sans compensation de la semaine anglaise. Les veilles sont fréquentes et les heures supplémentaires ne sont pas payées, ou à des taux dérisoires.

Le préavis de congédiement n'est que de huit jours, les congés annuels payés sont l'exception et ne dépassent pas une semaine, mais ne sont pas dûs.

Certains dentistes ont pris l'habitude de congédier leurs mécaniciens au moment des vacances, et en reprennent d'autres dans le but d'éviter le paiement du congé annuel ou le salaire pendant leur absence.

L'assurance sur les accidents de travail n'est observé que par un nombre très restreint de dentistes, l'assurance n'étant pas obligatoire ; ceci est d'autant plus inique, que la Loi de 1898 ne répond même pas à ses exigences. Les dentistes du reste tournent les difficultés, sous le couvert de leur profession libérale. Pour ceci, le mécanicien n'a recours contre le dentiste qu'en Justice de Paix ; les prud'hommes étant incompétents. Il en résulte que le mécanicien ne pouvant faire les frais d'une sommation, est livré à l'arbitraire. L'emplacement du laboratoire est même choisi en dehors de toutes considérations.

Un mécanicien citait : « avoir travaillé dans un cabinet de toilette où il était obligé de se servir de l'électricité toute la journée, ce qui lui occasionna des troubles oculaires, qu'il dût traiter pendant un mois. Ce local où l'air et la lumière faisaient complètement défaut, servait encore de laboratoire, il y a quelques mois. »

Un autre disait aussi, avoir travaillé dans une buanderie éclairée par une lucarne. Dans cette buanderie existait une bouche correspondant à une fosse d'aisance, d'où émanaient des odeurs putrides, pestilentielles, empoisonnant le peu d'air contenu dans ce local exigu. Par la suite, après une plainte au Comité de Salubrité publique, cette fosse fut supprimée et la lucarne remplacée par une fenêtre.

Il faut tenir compte, que le plus souvent, deux, même trois personnes (l'ouvrier, le petit ouvrier et l'apprenti) sont entassés dans des locaux insalubres.

Le laboratoire en général est donc dépourvu de tous les principes d'hygiène. Les dentistes le placent à la cave, au grenier, dans un coin quelconque « où il ne gêne pas. »

Non content de reléguer le mécanicien dans une niche malsaine, l'ouvrier n'est assuré d'aucune sécurité dans l'exercice de sa profession.

Le « Vulcanisateur » qui devrait être estampillé par l'Ecole des Mines, ne l'est presque jamais ; en tous cas, et faute de temps pour l'entretien, il se trouve dans un état pitoyable, par conséquent dangereux à chaque vulcanisation.

Les acides (chlorhydrique, sulfurique), sont placés n'importe où, et toujours dans des récipients laissant échapper leur exhalaison nuisible.

Le polissage se fait d'une façon telle, que la ponce mélangée de la poussière de vulcanite, d'or, de métal, de tartre, de débris septiques, sont respirés en quantité suffisante, pour provoquer une irritation des bronches, propice au développement de la tuberculose (1).

Le ou les becs « Bunsen » brûlant toute la journée, plus ceux d'un ou plusieurs du vulcanisateur, des réchauds, du four à sécher où le charbon de bois dégage son acide carbonique, l'exhalaison des acides, la poussière provenant du polissage, celle provenant de l'ajustage, composée de silex des meules de carborundum, de la porcelaine des dents, la vapeur des vulcanisateurs lâchée à même la pièce, etc., etc..., surchargent l'air d'une telle quantité de matières nocives, qu'il serait tout élémentaire d'établir une aération spéciale capable d'annihiler cet état de chose, vu l'exiguité générale des locaux.

Tenons compte encore, que le mécanicien n'a même pas à sa disposition, une cuve contenant un antiseptique neutralisant pour les pièces dentaires qu'il doit réparer, on lui remet parfois, une de ces pièces encore toute gluante de salive ; si par exemple, il remet des ressorts à un dentier complet, il exécute le travail très rapidement, le client attendant. Il peut s'écorcher avec les porte-ressorts ou des débris des vieux ressorts. Ce cas peut également se produire avec un crochet, une dent cassée et même sans se blesser, il peut encore se contaminer.

A la suite d'un accident semblable, un mécanicien fut atteint de la syphilis. Le cas n'étant pas considéré par la Loi comme un accident de travail, ce mécanicien n'eut aucun recours.

Ces cas divers peuvent se produire d'autant plus souvent, que le mécanicien n'a pas toujours reçu la notion des moyens propres à les

---

(1) Il résulte des recherches d'un spécialiste, le Dr Drury, que l'irritation des bronches (provoquée par des poussières de silice, ou autres poussières contenant des matières septiques) engendre un terrain propice au développement de la tuberculose. Une statistique faite sur des ouvriers rémouleurs, dans une usine des Etats-Unis, a donné une mortalité de 19 pour 1.000, alors que chez les habitants du même pays, ayant d'autres occupations, la mortalité n'était que de 1,2 pour 1.000.

éviter. Certains mécaniciens passent leur langue, le plus tranquillement du monde, sur des appareils qu'ils réparent.

De toute manière, dans le cours de son travail, le mécanicien ne prend aucune précaution lorsqu'il touche des appareils à réparer ou en cours qui ont été mis en bouche, ne se lavera pas les mains, ce qui ne l'empêchera pas de rouler une cigarette, de se gratter la figure, serrer la main d'un camarade, etc., etc... Pour cette raison que cela serait considéré comme du temps perdu et des « Chinoiseries » inutiles.

Il y a même certain laboratoire où le savon et les essuie-mains sont inconnus !...

Dans l'exercice de sa profession, le mécanicien ne dispose que d'un outillage suranné, pour le plus souvent en mauvais état. L'achat d'un outil ou d'une pièce indispensable à l'ouvrage, étant considéré comme une dépense inutile. Il faut en somme « faire tout avec rien ».

Cependant une lime usée, une pince en mauvais état, etc., etc..., sont autant de sources d'un déficit, qui se traduit par une perte de temps ou de matières.

En définitive, le laboratoire dans ces conditions, n'offre aucune clause répondant à son utilité, tant au point de vue installation qu'instrumentation et le mécanicien se débat dans ce milieu, pour fournir une prothèse qui reflète en qualité, ce déplorable état de choses.

DÉBOUCHÉS PROFESSIONNELS

Il découle de cette oligarchie professionnelle, que le mécanicien dentiste cherche à se soustraire à un milieu où il est considéré comme outil, et ne peut y exercer sa profession, que dans des conditions pitoyables.

Les seuls débouchés qui se présentent, sont : le travail à façon et l'association.

Le façonnier prit existence au lendemain de la Loi de 1892. Cette pratique fut engendrée par les circonstances spéciales de la profession, à ce moment. Etant donné le nombre de praticiens, diplômés à 19 ans, n'ayant que des connaissances très sommaires de la prothèse, beaucoup donnèrent leurs travaux à des mécaniciens produisant chez eux ; d'autant plus, que l'affluence de ces diplômés engendra une quantité de dentistes ne possédant pas assez de travail pour l'emploi continu d'un mécanicien.

Certains façonniers ayant réussi à créer des laboratoires très importants, ont commencé l'industrialisation de la prothèse et spécialisèrent le travail.

Autour de ces laboratoires, vinrent graviter de nombreux petits façonniers, pour mieux dire, d'ouvriers en chambre. Ils leur apparaissaient que ce travail à façon, offrirait un débouché à la profession.

Mais les dentistes, fort du privilège que leur confère la juridiction de la Loi de 1892, contrebalancèrent toutes tentatives d'émanci-

pations professionnelles et celles concernant le tarif de ces façonniers.

Ceci est d'autant plus aisé, que d'une part, le façonnier est tenu
à son rôle de fabricant de prothèse réservée exclusivement pour les
diplômés et que d'autre part, les dentistes tiennent le tarif, en lui
opposant une main d'œuvre qu'ils ont à leur portée.

Du jour où le façonnier devient trop coûteux, le dentiste prend
un mécanicien dont le salaire et le rendement, concurrencent avan-
tageusement le façonnier.

Ce dernier est donc tenu sous le joug juridique de la profession,
et de la main-d'œuvre à la portée du dentiste.

Il faudra alors par nécessité vitale, que le façonnier intensifie
son rendement. De là, provient une spécialisation qui détruit le
propre de la production, mais qui engendre aussi un état de chose,
qui oblige à considérer l'ouvrier comme un outil ou une machine
à fabriquer.

Un débouché semblable, ne peut offrir aucune liberté professionnelle, et n'assure que des moyens d'existence, le plus souvent,
dérisoires.

En supposant que le façonnier acquiere l'importance nécessaire
à la sécurité de ses besoins, sa production s'effectue au détriment
de la qualité. Elle engendre, alors, un abaissement du savoir professionnel.

Par comparaison à la pratique rationnelle de la prothèse dentaire, la façon n'offre aucune garantie, et devient contraire à l'intérêt même du mécanicien-dentiste.

Il résulte donc des exposés ci-dessus, que le prothésiste à façon
reste sous la tutelle du dentiste, ne peut exercer son métier et ne
trouve dans cette action commerciale, qu'un débouché des plus
aléatoire.

Dans son association avec un médecin ou chirurgien-dentiste,
aucune sécurité ne lui est offerte par la Loi. Il reste à la merci de
son associé, qui seul, possède tous les droits.

Si cependant il parvient par contrat à obtenir une sécurité relative, il n'en sera pas moins tenu d'exécuter son travail exclusivement au laboratoire, sous peine de perdre ses droits.

En ce cas, il ne peut exister aucun débouché réel pour le mécanicien-dentiste, ceci est inhérent à l'absence totale de toute situation sociale nettement définie et reconnue.

On peut alors s'expliquer assez aisément les raisons qui incitent
le mécanicien-dentiste à exercer son métier « malgré tout ».

Evidemment, il dépasse ses attributions quand il se livre à des
extractions ou des soins. Mais étant donné, qu'il est obligé de préparer lui-même la bouche, s'il veut bénéficier de l'application prothétique, il serait juste, avant de parler de répression, de rechercher
les causes réelles de cette pratique.

Il est incontestable, que le mécanicien-dentiste n'est pas qualifié
pour la préparation de la bouche, et il importe essentiellement qu'il
ne s'en tienne qu'à ses attributions. Il ne saurait même justifier
ses pratiques thérapeutiques, par le mauvais exemple de ceux-là
mêmes qui ont charge de l'éviter.

Il n'est pas niable aussi, que le chirurgien-dentiste ne peut prétendre à toute la pratique exigée par la thérapeutique et la prothèse dentaire.

L'exercice illégal de l'Art Dentaire est un fléau néfaste à la santé publique, mais il ne doit pas servir de tremplin à la défense de privilèges qui sont aussi contraires à son intérêt.

L'exercice « dit illégal », renferme en lui-même une iniquité quand il vise le mécanicien-dentiste qui exécute et pose une pièce dentaire.

En toute évidence, le mécanicien-dentiste qui exécute la prothèse ne rencontre aucune possibilité d'exercer librement sa profession. Il n'a recours qu'à deux solutions : où devenir chirurgien-dentiste pour pouvoir exercer son métier ou rester toute sa vie sous la tutelle de celui-ci. Ceci démontre formellement le privilège accordé par la jurisprudence actuelle, aux chirurgiens-dentistes, ce qui ne se rencontre dans aucune autre profession.

Toutes professions, toutes spécialités, offrent chacunes des débouchés qui permettent d'exercer librement.

Dès lors, la sollicitation du public règle elle-même le nombre des professionnels de chaque catégorie, en rapport des exigences des besoins et du moment.

Ces débouchés réels, engendrent une concurrence qui vient équilibrer le prix de vente ou les honoraires, suivant l'offre et la demande. Ceci est encore une garantie pour les intérêts du public.

Les Dentistes seuls, ont des débouchés et compriment toute une profession. Bien qu'ils soient soumis à la concurrence et à la loi de l'offre et de la demande, ils ont cependant le privilège d'écarter une concurrence qui se manifesterait par le libre exercice de la prothèse des mécaniciens-dentistes. Ceci répond à leurs intérêts privés, mais non à ceux des mécaniciens et du public.

Le mécanicien-dentiste ainsi livré à une tutelle arbitraire, sans possibilité d'exercer, souvent abandonnera son métier. Autour de lui, des ouvriers non qualifiés, ont une situation sociale plus stable, mieux rémunérée, qui leur permet d'espérer des garanties pour leurs vieux jours. Pour être de ces derniers, il ne suffit parfois, que de quelques semaines de métier ou de passer un examen très simple. Les fonctions administratives de l'Etat, celles des compagnies importantes, etc., etc., offrent une sécurité bien au-dessus de celle que peut lui procurer son métier. On peut souvent obtenir une de ces fonctions, sans compétences, sans connaissances spéciales, alors qu'il a fallu au mécanicien-dentiste de nombreuses années pour acquérir son métier. Il l'abandonnera avec autant de facilité qu'il sera à même d'obtenir plus pour un effort moindre.

Il résulte que cette main-d'œuvre la plus experte et la plus qualifiée, fait défaut au moment où elle atteint le summum de sa valeur.

Le retrait de ces techniciens d'une valeur incontestable cause un préjudice fatal à la prothèse, dans son application et son évolution.

*
* *

D'après l'exposé qui précède, on peut affirmer que l'exercice de l'Art Dentaire doit être remanié dans sa partie technique autant que juridique.

Il importe de reconnaître la sélection entre la prothèse et la chirurgie, qui existe en fait dans la pratique actuelle.

À l'appui de cette thèse on trouve à la base de l'enseignement professionnel, la raison essentielle, capitale, de l'inaptitude du chirurgien à l'application intégrale de la prothèse buccale et maxillo-faciale.

Pendant ses études, l'élève en chirurgie dentaire n'est contraint qu'à deux années réservées à la prothèse. Comment peut-on prétendre que ce soit suffisant à ce futur praticien, pour lui donner la licence de prendre des empreintes, composer son appareil, le monter, l'essayer, le fabriquer et le poser en bouche ?

Pour y consentir, il faut déconsidérer l'importance de la prothèse. Ceci explique encore, dans de telles conditions, pourquoi des ouvriers bijoutiers, des mutilés, etc., etc..., sont, après un court apprentissage, jugés aptes, par les dentistes, à remplir le rôle du mécanicien.

Si des ouvriers sont compétents en ce court laps de temps, s'il suffit d'acquérir un peu de dextérité, si deux années de pratique sont suffisantes, pourquoi contester la liberté professionnelle à des mécaniciens ayant 15 ou 20 ans de métier ?

De deux choses l'une : ou la prothèse n'est que d'une importance relative ; il est possible de la connaître en deux ou trois ans, et en conséquence peut-être appliquée actuellement par le mécanicien ayant quelques années de métier ; ou la prothèse, au contraire, comporte dans son application des difficultés nécessitant un savoir réel ne pouvant s'acquérir que par une étude sérieuse, de nombreuses années de pratique. Ni les jeunes mécaniciens, ni les ouvriers précités, pas plus que les jeunes diplômés, ne répondent à ces nécessités.

Beaucoup de chirurgiens reconnaissent que seul un mécanicien ayant de nombreuses années de pratique, peut posséder la valeur professionnelle nécessaire.

Après l'obtention du diplôme, s'il était dans la pratique courante que le dentiste exécute lui-même sa prothèse, il serait plausible de prétendre que ces deux années d'étude lui ont donné la possibilité d'obtenir un savoir suffisant, qui lui permet de se perfectionner progressivement.

Il en est tout différemment. Diplômé, le dentiste donnera des soins, prendra des empreintes, bonnes ou mauvaises. Il les portera chez le façonnier ou les remettra à son mécanicien.

Le dentiste qui exécute sa prothèse lui-même, est une anomalie qui démontre, que le chirurgien nouvellement diplômé se rend bien compte de son incapacité.

Son perfectionnement se portera sur une prothèse qu'il conçoit, d'après un savoir qu'il cherchera à acquérir, mais il ne pourra pas lui-même créer l'appareil qu'il a ébauché mentalement.

Il serait plus rationnel, que la partie manuelle du travail soit exécutée par le cerveau qui l'a conçue.

Vouloir prétendre que le chirurgien est le cerveau qui compose, le mécanicien l'ouvrier qui construit, serait vouloir assimiler ce dernier à une machine ou un automate reproduisant la pensée d'une manière matérielle. Ce serait croire au monopole de l'intelligence, de la pensée, et le diplôme n'est pas la preuve d'une science infuse.

En admettant que tout est pour le mieux, il est facile de permettre aux mécaniciens, de suivre les cours réservés à la prothèse, et de leur donner le même droit qu'aux chirurgiens-dentistes.

Pourquoi prétendre que cela est suffisant pour les aspirants en chirurgie dentaire, mais insuffisant quand cela s'adresse à des mécaniciens ou apprentis !...

Cela est très insuffisant, et ce n'est pas le mécanicien qui le conteste, mais il y a une question d'équité qui répond d'elle-même.

Des dentistes reconnaissent encore volontiers le niveau trop bas de la profession, et font de louables efforts, pour élever la pratique de la chirurgie dentaire jusqu'au grade du doctorat en médecine.

La stomatologie comporte en elle-même, une valeur professionnelle qui ne peut s'acquérir qu'avec le programme d'enseignement demandé pour l'obtention du doctorat en médecine. Si l'on envisage ce but, peut-on prétendre que le médecin dentiste, sera plus compétent que le chirurgien-dentiste, en prothèse dentaire ?

Les études seront plus difficiles, porteront uniquement sur la maladie de la bouche et des dents.

On peut faire observer qu'il n'est pas besoin à l'ingénieur d'être mécanicien pour concevoir ou inventer une machine, qu'un architecte peut se dispenser d'être terrassier, maçon, peintre, etc..., mais il ne viendra jamais à l'esprit d'aucun d'eux, de contester à ces ouvriers leur liberté professionnelle.

En général, le médecin reconnaît volontiers le rôle et la valeur du mécanicien-dentiste, d'autant plus facilement qu'il lui est matériellement impossible de s'en passer pour l'exécution d'un travail de prothèse. Il s'en rapportera au mécanicien pour la prise d'empreinte le choix de l'appareil, l'essai et la pose.

Ceci explique pourquoi on voyait, dans les centres de prothèse de l'armée, des médecins, chefs de services, suivre de leurs mécaniciens, dont ils étaient tenus pour responsables, le travail qu'ils ignoraient presque complètement eux-mêmes.

Dans ces Centres, médecins et dentistes se rendaient à l'évidence sur la valeur pratique du mécanicien, et lui confiaient parfois, non seulement la direction, mais encore la prise d'empreinte.

Le mécanicien-dentiste à l'armée, n'est que considéré comme un ouvrier auquel on demande un certain travail. Mais le rôle réel qu'il joue dans son Art professionnel, n'est encore qu'imparfaitement connu.

On en trouve la preuve dans certaines circulaires ministérielles, obligeant les mécaniciens-dentistes, à prendre la garde, faire les corvées, etc., etc...

On pouvait voir au Val-de-Grâce, de ces derniers être soumis aux mêmes obligations, à la grande joie des Annamites ou autres, pendant que des édentés ou des mutilés de la face, attendaient depuis des mois, l'appareil de prothèse devant amoindrir ou remédier à leur état.

Il appartient aux médecins et chirurgiens-dentistes, de continuer la pénétration à l'armée, de l'application de la thérapeutique dentaire, mais il incombe aux mécaniciens-dentistes, de faire valoir la connaissance de leur métier et de ses conséquences dans ce milieu.

Pour ce faire, il ne faut pas que l'autorité militaire déconsidère le mécanicien et la prothèse.

Les mécaniciens-dentistes sont des techniciens que l'on ne doit pas ignorer, et qu'il serait nécessaire de consulter pour l'établissement des services dentaires à l'armée.

Vu ce qui existait en 1914, il y a un progrès, mais celui-ci est encore insuffisant, si l'on envisage les services rendus et ceux qui peuvent être accomplis.

Il peut y avoir des modulations à observer, des avantages à donner, mais ceci relève d'une question administrative. Si cette dernière, s'imprègne du rôle du mécanicien, de sa valeur professionnelle, de l'importance de la prothèse, elle ne saurait léser l'application intégrale d'un service dont les résultats atteints pendant la guerre, sont les meilleures preuves de son utilité.

Ces citations démontrent que le mécanicien-dentiste, est aussi ignoré de l'autorité militaire que civile.

L'une et l'autre ont cependant recours à sa valeur pratique. Ceci devrait prouver qu'il est indispensable autant que nécessaire, de ne pas ignorer le savoir professionnel du Mécanicien-Dentiste.

Exiger des mécaniciens dentistes le rendement manuel de la prothèse buccale et maxillo-faciale, et persister à leur refuser un état-civil leur permettant de se situer dans l'Art Dentaire, est une iniquité autant sociale que professionnelle.

Le mécanicien-dentiste, a un exercice professionnel qui lui est conféré par l'Histoire de l'Art Dentaire, par la sélection naturelle de la prothèse, de la chirurgie. Lui refuser systématiquement cet exercice qui lui revient de droit, est commettre une iniquité qui n'est explicable que par les intérêts privés qu'elle défend.

En conclusion, les citations faites dans ce chapitre définissent clairement les causes réelles dont souffre la profession. Elles paralysent son évolution au détriment du progrès lui-même.

Chapitre III

DE LA RÉGLEMENTATION DE L'ART DENTAIRE

Loi de 1892

La loi de 1892 qui régit la profession, offre cette anomalie qu'elle rencontre une interprétation erronée, qu'il est nécessaire de démontrer.

Cette question relevant du Droit, il importe de s'en remettre aux citations faites par des gens qualifiés pour débattre juridiquement l'interprétation de la loi.

Avant même d'en donner une interprétation juridique, il est important de citer quelques extraits des débats relatifs à la Loi, et les conditions dans lesquelles elle fut votée.

A citer, premièrement, le passage suivant, relevé du discours du député Blavier :

« ..... ce n'est pas un chirurgien-dentiste que celui qui fabrique les appareils dentaires, c'est un orfèvre, c'est ce qu'on appelle un mécanicien-dentiste.

« Les mécaniciens-dentistes se sont préoccupés avec juste raison de ce privilège que vous donnez aux diplômés et ils disent : Notre industrie est une industrie de mécaniciens, et quand, en définitive, vous accordez un privilège, ce ne peut être qu'au point de vue d'un intérêt général supérieur.

« Or, pourquoi l'accorder, quand la santé publique n'y est pas intéressée ?

« Je sais très bien que l'honorable rapporteur m'a dit : Pardon... Vous en parlez à votre aise. Vous n'êtes pas médecin, et je puis citer un cas dans lequel un appareil dentaire, placé sur une gencive malade, a produit les accidents les plus graves.

« Mais, si vous en arrivez-là, je vous demanderai pourquoi vous ne donnez pas à ces chirurgiens-dentistes, le privilège de faire les appareils orthopédiques ?

« Ce sont des mécaniciens d'un certain ordre qui font ces appareils. Ils peuvent très bien les poser, eux aussi, sur une tumeur, et amener les accidents dont vous parliez. Mais le cordonnier qui fait une chaussure est dans le même cas.

« Il y a là une exagération véritable.....

« Quand on veut faire un appareil dentaire, on prend avec le plâtre l'empreinte de la mâchoire, et quand on a pris cette empreinte tout est dit pour le malade. On fait sur cette empreinte tous les appareils nécessaires, mais on ne touche plus au malade. On fait un appareil qui est véritablement un travail d'orfèvrerie ou de bijouterie.....

« Il s'agit donc bien, dans l'espèce, d'une industrie qui est indépendante et, pour ainsi dire, en dehors de la chirurgie dentaire. La stomatologie n'a rien à voir avec la construction des appareils dentaires ».

M. Blavier déposa alors l'amendement suivant : « La loi ne s'appliquera pas aux personnes qui, sans prendre le titre de chirurgien-dentiste, se livrent exclusivement à l'extraction des dents ou à la fabrication et à la pose des appareils dentaires, sans employer aucune substance toxique ni aucun agent anesthésique. »

Cet amendement permettrait aux mécaniciens-dentistes la prise d'empreinte et la pose d'appareils.

Dans l'esprit du législateur, il semble qu'il ne s'agissait pas de contester le libre exercice de la prothèse par les mécaniciens-dentistes.

Le docteur Brouardel, commissaire du Gouvernement, en apporte la preuve formelle.

Sa réponse à l'amendement Blavier, démontre d'une façon irréfutable, l'esprit et la lettre même, contenus dans les prévisions de la loi.

« Tout à l'heure, l'honorable M. Blavier parlait des mécaniciens qui se chargent de prendre l'empreinte des dents et font des appareils dentaires. Il n'y a là rien de comparable avec l'exercice de la médecine ou de l'art dentaire. Ces mécaniciens font un travail analogue à celui des fabricants d'appareils orthopédiques pour les enfants affectés du pied-bot ou à celui des spécialistes qui font et posent des bandages. Les poursuivre c'est comme si on poursuivait Mathieu ou Charrière, parce qu'ils auraient fabriqué un appareil ou un corset orthopédique. *Cela n'entre, en aucune façon, dans les prévisions de la loi.*

« Que la loi le dise expressément, je l'accepte, bien que je le juge inutile, mais il n'est jamais venu à notre pensée de comprendre ces industriels, qui ont beaucoup de talent et de mérite, dans les prescriptions que nous proposons, *ni de les inquiéter en quoi que ce soit* ».

De telles affirmations amenèrent la confiance et M. Blavier retira son amendement.

La loi fut votée sans contenir de dispositions spéciales concernant les mécaniciens-dentistess.

En toute justice de cause, ils avaient le droit d'exercer librement leur art. Ce droit apparaissait d'autant plus, qu'il ne pouvait être question de douter des affirmations, de la promesse, faites à la Chambre par M. le docteur Brouardel.

JURISPRUDENCE DE LA LOI DE 1892

Les chirurgiens-dentistes, par l'organe de leurs syndicats, engagèrent néanmoins des procès contre les mécaniciens-dentistes ayant pratiqué la prise d'empreinte.

Ils établirent ainsi une jurisprudence en leur faveur, celle-ci fut possible parce que la loi était muette à l'égard des mécaniciens-dentistes. Ces derniers ne pouvant se réclamer d'aucun texte de loi exprimant leurs droits, furent condamnés.

Cette jurisprudence ne peut s'expliquer aisément. On en est amené à envisager deux points :

1º L'incompétence du tribunal visant la question professionnelle :

2º Son souci de solidarité dans la défense d'intérêts personnels privés, mais non ceux de la profession.

La raison péremptoire repose sur une interprétation érronée de la loi, l'absence de textes précis, concernant les mécaniciens-dentistes.

Sans précisions, le tribunal peut-il alors condamner ?

Pour se rendre compte de l'embarras du tribunal à trancher cette question, il suffit de citer le compte-rendu fait par Me Ducos de la Haille, lors du procès de 1907 :

« Nous avons amené à la barre de la dixième Chambre, M. le docteur Godon, président de l'Association des Dentistes de France, directeur de l'Ecole dentaire de Paris ; le docteur Sauvez, chirurgien des Hôpitaux, président de la Fédération des Sociétés dentaires de France ; le docteur Roy, médecin des Hôpitaux ; le docteur Ferrier, médecin des Hôpitaux et examinateur de la Faculté de Médecine de Paris ; le docteur Rousseau ; MM. Viau, d'Argent, Villain, et d'autres encore. Tous sont des chirurgiens-dentistes, tous ayant un intérêt individuel opposé au nôtre.

« Nous avons amené à la barre de la dixième Chambre des chirurgiens diplômés, des spécialistes de l'Ecole de Médecine, des grands noms, malgré tout ce que l'on peut dire.

« Nous avons amené tous ceux qui, en dehors de la science de l'art dentaire, ont aussi l'esprit d'équité et de générosité, qui ne veulent pas ramener la question à une querelle de boutique ou à une défense d'intérêts particuliers, ceux qui se refusent, pour la sauvegarde de ces intérêts étroits, à affamer une corporation.

« Tous ceux-là sont venus et ont dit : « Non... la prise d'empreintes n'est pas dangereuse et, s'il y a un danger, c'est peut-être quand quelque jeune chirurgien-dentiste, à ses débuts, la pratique... »

Est-ce que vous vous figurez que pour la sécurité du patient, il ne vaut pas mieux dix ans d'apprentissage de mécanicien qu'une peau d'âne délivrée par la Faculté ?

Je ne combats pas le diplôme, mais si des diplômés sont bons praticiens, c'est leur longue pratique, leur exercice qui les sert et non pas leur titre. Il y a là un tour de main, une habitude que tous n'apprennent que par un travail assidu, clinique pour ainsi dire, où la théorie a une part bien infime.

Cette audience de la dixième Chambre fut impressionnante : tous les témoins auxquels j'ai fait allusion et dont j'évoque les noms sont venus dire : « La prise d'empreintes est du domaine du mécanicien-dentiste, la pose d'appareils est du domaine du mécanicien-dentiste, c'est celui qui, dans le laboratoire va faire ce dentier, est le plus qualifié pour prendre sur la mâchoire ou dans la bouche, l'empreinte nécessaire ; mieux que tout autre, il posera l'appareil et peut en faire la rectification ».

Est-ce que ce n'est pas la logique même ?

N'est-ce pas, chez les tailleurs, le coupeur qui essaye et qui rectifie, n'est-il pas le mieux placé pour voir les défauts de son œuvre et les réparer ?

Voilà ce que tous ces hommes sont venus dire à la barre de la dixième Chambre.

La déposition a été unanime et empoignante, à tel point que le tribunal était bien embarrassé pour condamner.

Alors, il a trouvé quelque chose d'extraordinaire.

Le jugement qui fut lut, dit en substance au prévenu :

« ..... Mon ami, vous avez pris une empreinte, ce n'est évidemment pas un délit, puisque tous ces grands praticiens prétendent le contraire.

« Vous avez posé l'appareil, ce n'est évidemment pas un délit non plus, puisque ces mêmes savants n'y voient pas d'inconvénients et que, sans doute, comme je le faisais remarquer au tribunal, ils sont plus compétents que les juges et l'avocat.

« Mais votre faute, est d'avoir fait un diagnostic et jugé s'il y avait lieu, ou non, de mettre l'appareil et de prendre l'empreinte.

« Le délit, l'exercice illégal, c'est d'avoir regardé dans la bouche de votre client.

« Ça, c'est de la médecine.

« Du moment que vous faites un diagnostic, que vous examinez s'il y a lieu à intervention, que vous jugez qu'il n'y a pas lieu de pratiquer votre art, vous commettez le délit d'exercice illégal.

« Vous le commettez encore, en jugeant qu'il y a lieu de faire ces opérations qui peuvent être de votre ressort. Toutes ces opérations préliminaires, c'est le diagnostic médical qui comporte l'exercice illégal de l'art dentaire. »

Et nous fûmes condamnés.

Nous nous sommes regardés, tous les dentistes, et aussi pas mal de personnes dans la salle, pour essayer de comprendre ce jugement, nous n'y sommes pas arrivés.

Pour ma part, j'estime que nous avons remporté une première victoire, en nous défendant, en grossissant notre dossier, de ces témoignages.

C'est là une preuve flagrante de la fausse interprétation de la loi.

Il est évident que tous les procès n'aboutissent pas à une condamnation. Elle intervient, surtout, quand le mécanicien-dentiste s'est livré à des soins. Au contraire, quand il ne s'en tient qu'à la prise d'empreintes et la pose d'appareils, le tribunal liquide souvent l'affaire par un non-lieu. Cependant, d'une manière générale, les tribunaux sont hostiles à la cause du mécanicien-dentiste, du fait d'une jurisprudence à laquelle ils se rapportent le plus souvent, mais qui ne répond pas aux soucis de la loi.

Cette dernière ne fut pas plus créée pour les dentistes que pour les sages-femmes, mais réglemente l'exercice da la médecine.

Ceci explique, en principe, l'absence de textes concernant les mécaniciens-dentistes. C'est une lacune à combler, tant il est paradoxal que la loi puisse être interprétée dans un sens aussi abusif à l'avantage de ceux qu'elle s'était assigné de combattre.

RÉGLEMENTATION PROFESSIONNELLE

LOI DE 1892

Cette loi semble vouloir, surtout, situer d'une manière mieux définie, chacunes des diverses branches du Corps Médical.

En ce qui concerne les dentistes, la loi se préoccupe de les empêcher d'exercer illégalement la médecine générale, mais ne réglemente pas, en détail, les attributions du chirurgien-dentiste.

Les législateurs paraissent s'être rendu compte que cette réglementation ne pouvait être que momentanément transactionnelle, étant donné l'évolution, l'orientation médicale prise par la thérapeutique dentaire.

Citons ce qu'écrivait Me Ducos de la Haille, avocat à la Cour d'Appel de Paris, au sujet de la réglementation professionnelle :

« Il est nécessaire qu'il y ait une réglementation. Le principe de la loi de 1892 est juste, équitable ; nous l'acceptons. Mais quand une loi comme celle-là intervient, il faut se demander quelle est la limite de son équité. Si elle protège uniquement un intérêt public, si elle demande des garanties de savoir à celui qui va soigner ses semblables, au médecin qui va exercer la médecine, au dentiste qui va exercer l'art dentaire, c'est parfait. Mais si, dans l'interprétation de cette loi on ne songe qu'à défendre le privilège d'une corporation et à en écraser une autre, je dis qu'à ce moment là l'intervention de cette loi cesse d'être équitable et que la loi devient mauvaise.

Il ne faut pas oublier dans quelles conditions la loi de 1892 a été faite. Elle n'a pas été faite pour les dentistes, pas plus qu'elle n'a été faite pour les sages-femmes.

Son titre est le suivant : « Loi sur l'exercice de la médecine », et véritablement, les dentistes ne sont entrés dans la loi que comme des ennemis que l'on songeait à combattre.

La loi de 1892 — si l'on en recherche l'esprit lui-même — a été faite contre les dentistes qui exerçaient illégalement la médecine. La loi, en effet, restreint, d'une façon générale, le rôle de dentistes qui pourraient se livrer à certaines opérations médicales (1).

Vous voyez d'abord qu'elle exige des garanties de savoir, un diplôme. Vous voyez ensuite qu'à l'égard des patentés de 1892, elle interdit d'une façon absolue l'usage des anesthésiques sans le concours du médecin.

Elle ne détaille pas, il est vrai, les opérations que le dentiste serait tenté de faire et qui seraient du domaine de la médecine.

Mais l'esprit de la loi est hostile au dentiste à cet égard.

Il était assez difficile, du reste, de délimiter les pouvoirs de chacun, et il semble que si le dentiste reconnu, celui qui est patenté, ou celui qui est diplômé peut faire des pansements, si ce dentiste peut pratiquer certains soins de la bouche, il doit faire appel au médecin dès qu'il veut soigner des affections qui, quoique n'ayant pour origine qu'un mal de dent, présentent un caractère plus général.

C'est une chose importante pour le dentiste, parce que la loi de 1892 réprime l'exercice illégal de la médecine, en même temps que l'exercice illégal de l'art dentaire.

Le chirurgien-dentiste, s'il est considéré comme un ennemi à l'égard du médecin et si la loi de 1892 peut le punir pour exercice illégal de la médecine, trouve dans cette même loi une protection contre ceux qui peuvent exercer illégalement l'art dentaire.

Et à ce sujet, nous devons nous demander quelles sont les pratiques qui sont réservées exclusivement aux dentistes diplômés ou autorisés.

Il est bien évident que l'extraction des dents, que les pansements, que les soins de la bouche, sont des opérations de l'art dentaire qui sont réservées aux chirurgiens-dentistes et aux dentistes autorisés.

Et il est bien entendu que les mécaniciens-dentistes, fabricants d'appareils dans le laboratoire de prothèse, ne songent pas à demander le droit de faire ce qui est de ce domaine spécial.

Mais à côté, en équité et en droit, est-ce que les chirurgiens-dentistes et surtout leur Syndicat ne vont pas trop loin lorsqu'il prétendent revendiquer pour eux seuls le droit de certaines opérations qui, équitablement, devraient être permises aux mécaniciens !

Une telle réglementation ne répond pas aux exigences, et le diplôme actuel du chirurgien-dentiste, suit le même processus que celui des : Officiers de Santé, Pharmaciens de 2e classe, etc., etc..., qui s'éliminèrent au fur et à mesure que le recrutement des Docteurs des Pharmaciens de 1re classe, répondait aux besoins.

Il semble bien aujourd'hui que le chirurgien-dentiste arrive au moment propice dans l'évolution scientifique, pour l'élévation de son grade ou de son rôle.

---

(1) On pourrait supposer l'exagération du but visé par la Loi, si récemment un chirurgien-dentiste de Marseille s'était permis de pratiquer une opération sur les parties génitales d'un homme.

Le Doctorat éliminera sans doute le chirurgien-dentiste, comme il l'a fait pour l'Officier de Santé, de même que le pharmacien de 1re classe a éliminé celui de 2e classe.

Le diplôme correspondant à la réglementation de 1892, ne pourrait répondre aux exigences présentes et nécessite une révision.

Mais il est nécessaire de tenir compte de l'évolution, de l'orientation médicale de la thérapeutique dentaire, pour définir plus clairement les attributions respectives du dentiste et du prothésiste.

**

L'exposé fait dans ce chapitre démontre l'intention réelle de la loi, l'erreur de son interprétation par les tribunaux.

Un simple décret redresserait, en toute équité, cette question de droit de l'exercice professionnel. Ce décret serait insuffisant et ne pourrait répondre qu'aux circonstances de 1892 et non à celles qui existent actuellement.

L'Art Dentaire est en voie de réforme. Pour répondre aux besoins de la situation, le Ministère de l'Instruction Publique, celui de l'Hygiène, de l'Assistance et de la Prévoyance Sociale, ont institué, le 20 Mai 1921, une commission en vue d'examiner les moyens de réorganiser l'Enseignement Dentaire en France.

Cette Commission a été constituée comme suit :

MM.

STRAUSS, *Sénateur, Président.*

JUSTIN GODART, *Député, ancien Sous-Secrétaire d'Etat, Vice-Président.*

VINCENT, *Député, Président de la Commission d'Hygiène, Vice-Président.*

ROGER, *Doyen de la Faculté de Médecine, Vice-Président.*

WIDAL, *Professeur à la Faculté de Médecine.*

HARTMANN, *Professeur à la Faculté de Médecine.*

SEBILEAU, *Professeur à la Faculté de Médecine.*

GALIPPE, *Membre de l'Académie de Médecine.*

FREY, *Chargé de Cours de Stomatologie à la Faculté de Médecine.*

CHOMPRET, *Chef des Travaux pratiques de Stomatologie.*

SAUVEZ, *Président de la Société des Stomatologistes des Hôpitaux.*

PICKIEWITZ, *Secrétaire général du Syndicat des Stomatologistes de France*

BOZO, *Directeur de l'Ecole de Stomatologie.*

GENDARME DE BEVOTTE, *Inspecteur de l'Académie de Paris.*

DESTOUCHES, *Secrétaire de la Faculté de Médecine de Paris.*

NARDON, *Inspecteur général de l'Enseignement technique.*

GIRES, *Président de la Société de Stomatologie.*

GODON, *Président-Directeur de l'Ecole Dentaire de Paris.*

BONNARD, *Président du Syndicat des Chirurgiens-Dentistes de France.*

RODIER, *Professeur à l'Ecole de Stomatologie.*

ROUSSEAU-DECELLE, *Professeur à l'Ecole de Stomatologie.*

FARGIN-FAYOLLE, *Président de la Société de Stomatologie.*

BÉAL, *Président du Syndicat Général des Stomatologistes français.*

BLATTER, *Sous-Directeur de l'Ecole Dentaire.*

MARTINIER, *Directeur Honoraire de l'Ecole Dentaire.*

HERPIN, *Médecin-Dentiste des Quinze-Vingts.*

Le Tellier.
Rodolphe, *Professeur à l'Ecole odontotechnique.*
Deniau, *Chirurgien-Dentiste.*
Baud, *Chef du 1er Bureau de la Direction de l'Enseignement Supérieur, Secrétaire.*
Schnerb, *Chef du 4e Bureau de la Direction de l'Assistance et de l'Hygiène publiques, Secrétaire.*
Frison, *Directeur de l'Ecole Odontotechnique.*

La réforme de l'Enseignement dentaire exige, en dehors de sa question professionnelle, une question de droit, attendu qu'elle nécessite une révision de la loi de 1892, réglementant l'exercice de la médecine.

Sur cette base, le législateur aura à sanctionner les droits respectifs du stomatologiste et de l'odontologiste (c'est-à-dire médecin et chirurgien-dentiste).

Il serait donc juste, que la législation ne reste pas muette en ce qui concerne le prothésiste, et qu'elle tienne compte des conséquences qui ont résulté de l'absence de textes dans la loi, intéressants les mécaniciens-dentistes.

Leur rôle professionnel répond de leur droit et vouloir persister à les tenir hors la loi, serait commettre la double iniquité de consacrer celle de 1892 par une autre plus fragrante, au mépris du Droit et de la Justice.

DEUXIÈME PARTIE

Chapitre IV

DU REDRESSEMENT .

PROFESSIONNEL DU MÉCANICIEN-DENTISTE

Programme d'Enseignement Théorique et Pratique

La première partie de ce rapport forme l'élément critique. Il importe de lui donner une partie constructive. C'est le but de cette deuxième partie.

A la base de ce programme on trouve comme remède l'instruction professionnelle du mécanicien-dentiste, et dans la pratique journalière, sa liberté d'exercice de la prothèse.

L'instruction professionnelle comporte plusieurs phases.

La première s'adresse à l'apprenti et doit refléter un programme d'instruction générale de la profession.

Ce programme comprendrait dans sa première partie, une éducation théorique donnant à l'élève les notions exactes du rôle de la prothèse et du mécanicien-dentiste, ainsi que de l'Histoire de l'Art Dentaire en France.

Il familiariserait l'enfant avec les organes sur lesquels il est appelé à opérer, ainsi que les matières, l'outillage, l'instrumentation employés dans l'application de la prothèse buccale.

Cette partie théorique comporte en elle-même des notions déjà étendues, d'Anatomie, de Physiologie, de Physique, de Chimie, etc.. ainsi qu'une instruction industrielle, démontrant la fabrication des matières, instruments, outillage, dont le mécanicien-dentiste a besoin.

Il importe encore, que l'élève reçoive les notions principales des cas de prothèse, du mode de confection des appareils et de leur application buccale.

La pose des appareils demande des principes d'hygiène, de prophylaxie inhérents à cette opération, qui nécessite des notions, sur l'infection et les maladies contagieuses.

Il aurait, déjà, une instruction théorique suffisante pour en chercher l'application pratique qui formerait la deuxième partie de son éducation professionnelle.

Dans cette application, il apprendrait à se servir de l'instrumentation, de l'outillage, à choisir les fournitures, en définitive s'efforcerait d'obtenir le résultat à atteindre, en se rendant maître le plus possible de la matière qu'il emploie.

Les cas de prothèse soumis à l'application pratique partiraient du plus simple pour augmenter progressivement d'importance.

Il est encore un principe à observer, c'est que l'élève ne peut recevoir cette instruction théorique et pratique, sur de simples images ou des modèles en plâtre. Toute démonstration doit chercher à être rationnelle et nécessite la présence de patients, de pièces anatomiques, etc...

Il est certain que l'étude, ainsi comprise, demanderait plusieurs années, dont on peut estimer le nombre à quatre.

Ayant ce bagage de savoir, il serait apte à se perfectionner, à entrer au laboratoire d'un dentiste, d'un mécanicien, où il acquiérerait définitivement la pratique de sa profession.

Les premières années ne peuvent contribuer qu'à former cette préparation. Au laboratoire du dentiste, du mécanicien, se présentent les multiples cas de l'application de la prothèse, et cette diversité offre un champ d'études théoriques et pratiques des plus étendu.

Le choix du dentiste, du mécanicien se porterait sur des praticiens d'une valeur professionnelle reconnue, et offrant toutes les garanties nécessaires. On ne peut laisser sans réglementation, cette deuxième phase de l'éducation professionnelle du mécanicien-dentiste, qui, à ce moment se trouve à l'état de « Stagiaire ».

Il est nécessaire que le mécanicien ne soit pas abandonné à lui seul, durant cette période de stage.

Des cours spéciaux sont à envisager, pour compléter, perfectionner son savoir.

Ces cours comporteraient un programme contenant les données acquises, permettant au stagiaire, d'acquérir toutes les connaissances de sa profession.

Si l'on tient compte que la prothèse dentaire ne s'arrête pas à la prothèse buccale, mais comporte une partie de prothèse maxillofaciale, on se rend compte de l'importance des cours précités, que l'on pourrait dénommer « Cours de Perfectionnement ».

Le stage prendrait fin par un examen théorique et pratique, procurant au stagiaire un certificat d'aptitude professionnelle, diplôme, brevet, etc..., mais en tous cas, une licence lui conférant son titre de : Mécanicien-Dentiste, Dentiste en Prothèse, etc..., et le libre exercice de sa profession.

Un jury composé de stomatologistes, de chirurgiens-dentistes et de mécaniciens-dentistes, présiderait à cet examen.

Par lui -même, il devrait offrir, par la sévérité de son programme une garantie effective, tant pour la profession, que pour la sécurité de la santé publique.

De toute évidence, le stage peut être réglementé par un minimum de temps ; mais il importe de lui laisser toute son importance. Il faut, en effet, tenir compte, que la prothèse dentaire nécessite de nombreuses années de pratique pour atteindre la valeur professionnelle nécessaire à son application intégrale.

Dès lors, le stagiaire peut étendre ses années de perfectionnement qui seront concrétisées par l'examen de fin de stage.

Il n'appartient pas, dans ce rapport, de détailler tout ce programme pouvant seul être établi par une commission d'étude composée de stomatologistes, de chirurgiens-dentistes et de mécaniciens-dentistes.

Cet exposé forme une base permettant de construire un programme d'étude professionnelle. L'application de celui-ci engendre l'Ecole professionnelle, reconnue par l'Etat.

Le principe de l'Ecole ne peut se limiter à Paris, il doit s'étendre le plus possible, et envisager un enseignement uniforme procurant un brevet unique.

Il est certain que l'application des principes énoncés, comporterait dans leurs débuts, des modalités respectant les droits acquits. Ceci découle d'une question législative autant que professionnelle.

DES LIBERTÉS PROFESSIONNELLES

DU MÉCANICIEN-DENTISTE

Il en résulte que le mécanicien-dentiste, répondrait aux exigences de sa profession, et il est indéniable que ce serait un progrès important, dans l'évolution de l'Art Dentaire. Mais les Dentistes, en général, sont hostiles à cette progression.

La question professionnelle seule, ne peut justifier cette obstruction, attendu qu'elle démontre irréfutablement, les possibilités, les nécessités qui séparent pratiquement, la prothèse de la médecine et de la chirurgie.

Il est certain que l'intérêt privé joue le rôle principal.

Il faut dire que les intérêts privés ne sont pas de réels obstacles, qu'ils ne sauraient être lésés d'une manière préjudiciable.

Dans la pratique du libre exercice de la prothèse par les mécaniciens, il n'est pas supposé le retrait de cette dernière aux médecins, chirurgiens-dentistes. Il est naturel que les praticiens pratiqueraient l'application de la prothèse, avec cette différence, que le mécanicien viendrait parfaire et compléter le médecin ou chirurgien-dentiste.

L'importance est de ne pas reléguer le mécanicien au fond d'un laboratoire où il exécute son travail, comme une machine. Son rôle est défini par sa profession.

Peut-on nier qu'un mécanicien, remplissant son rôle intégralement ne rendrait pas plus de services que celui employé comme opérateur ?...

La confiance à ce poste, le déplace de sa véritable fonction.

Le praticien délivré de la partie de prothèse opératoire, récupérerait un temps précieux qu'il pourrait consacrer à la thérapeutique.

Cela est adopté par certains praticiens dont la valeur professionnelle est une garantie qui légitime cette pratique. Les résultats qu'ils ont obtenus, les ont incités à persévérer dans cette voie.

Cette façon d'éxécution demande au mécanicien, un savoir correspondant. D'ores et déjà, s'il est possible de trouver des techniciens habiles, permettant de le faire, l'avenir en fournirait un nombre suffisant pour répondre aux exigences.

Le programme d'éducation professionnelle pour le mécanicien, appliqué avec les principes énoncés, formerait un contingent capable.

En ce cas, le mécanicien ayant passé son brevet (ou obtenu licence) serait désigné pour la partie opératoire de la prothèse.

Les stagiaires trouveraient leur place au laboratoire pour la partie manuelle.

Est-ce à dire qu'ils seraient contraints de se confiner dans les travaux exclusifs du laboratoire ? Cela ne pourrait faire que suite à l'état de chose actuel. Il est nécessaire qu'ils suivent entièrement leurs travaux, mais n'étant pas encore qualifiés pour l'exécution intégrale, ils le feront sous la direction de l'ayant-droit.

On fera remarquer que certains cabinets dentaires n'ont pas un rendement assez importants, pour employer un personnel nombreux.

Mais le dentiste n'ayant besoin que d'un ouvrier pour la partie manuelle de sa prothèse, sera toujours à même de trouver le mécanicien qu'il désire, dans les stagiaires, étant donné la différence d'années de pratique, qui répondra aux diverses classifications actuelles.

Le seul changement qui en résultera, consiste dans le mode d'application. Au lieu de s'en tenir au simple rôle de machine, d'automate, il assistera le praticien à toutes les phases de son travail. (Prise d'empreintes, essais et pose).

Si le dentiste préfère employer un mécanicien (autorisé, breveté,.. peu importe le titre), cela lui sera toujours facile ; si ce dernier juge utile d'accepter la prothèse opératoire et celle du laboratoire, ou uniquement l'une d'elles, c'est une question de liberté individuelle qu'il est inutile de débattre. Ces obligations seront surtout réglées par la loi de l'offre et de la demande.

La seule différence importante qu'il est nécessaire de souligner, est que le mécanicien stagiaire ou autorisé, fera ou suivra son travail, dans toutes ses phases. C'est le fond même de l'éducation et de la pratique professionnelles qui impose cette obligation.

Cette méthode ne nécessite pas une installation spéciale. Les détails de son application varient, suivant l'importance du cabinet, mais on peut toujours l'employer intégralement.

Certains cabinets nécessitent l'emploi d'un opérateur dentiste (stagiaire ou diplômé). Le plus souvent, il suffirait de remplacer cet opérateur par un mécanicien-dentiste autorisé. Ce dernier pouvant s'occuper de toute la prothèse du cabinet, déchargerait suffisamment le praticien, pour lui permettre de soigner lui-même la totalité des patients.

Le nombre des cabinets opératoires, du personnel, s'en tient donc aux mêmes proportions. Cette sélection, cette méthode d'application de l'Art Dentaire, offrent l'avantage de laisser à chaque praticien (dentiste et prothésiste), les possibilités de se confiner dans chacune de ces spécialités et d'assurer au patient, le maximum de leur capacité respective.

Les intérêts pécuniaires du dentiste ne se trouvent lésés d'aucune manière et le rehaussement de la valeur technique offre encore aux praticiens et au public des avantages appréciables.

Reste la concurrence directe du mécanicien-dentiste installé. Elle se ferait certainement sentir d'une façon préjudiciable, si brusquement était autorisé le libre exercice de la prothèse.

Les façonniers dont l'installation ne nécesssite que quelques modifications, useraient immédiatement de cette liberté, et augmentant leur tarif de 50 %, concurrenceraient d'autant celui du dentiste.

Ceci ne pourrait être que provisoire. L'intensification de leur rendement (ou sa diminution), les frais généraux, les nécessités du coût de la vie, les obligeraient à tenir un tarif correspondant.

S'il ne s'agissait que de parler chiffres, il serait facile de se retrancher derrière l'intérêt général, et d'invoquer les bienfaits de le concurrence.

S'il l'on s'en tient aux intérêts du dentiste, on répond aux soucis de respecter les droits acquis. Mais il est logique que cela ne se fasse pas au détriment des mécaniciens.

Cette concurrence, redoutée par les praticiens actuels, et qui forme le principal obstacle à la cause des mécaniciens, ne pourrait cependant devenir effective que dans de nombreuses années, étant plus fictive que réelle.

L'application du programme d'enseignement nécessiterait de la part de l'aspirant, du stagiaire, des sacrifices de temps et d'argent. Une fois autorisé, il lui faudrait encore trouver les capitaux et l'emplacement nécessaires à son installation. S'il réussit, il lui faudra payer patente, tenir compte de ses frais généraux aussi importants, peut-être plus, que ceux du dentiste, étant donné qu'il serait probablement assimilé aux industriels ou commerçants.

Ses frais augmenteraient en rapport de son extension. Ils l'obligeraient à un tarif qui répondrait aux exigences de sa situation.

En conséquence, la concurrence du mécanicien s'établirait plutôt sur une question professionnelle que pécuniaire, et le tarif minimum ne pourrait comporter un écart tel, qu'il soit préjudiciable aux intérêts des praticiens dentistes.

L'inverse admettrait que les dentistes observent un tarif des plus excessifs dont ils défendent l'intégrité. L'abaissement du tarif aurait alors sa justification.

Chaque praticien estimant lui-même la valeur pécuniaire de son temps et de son travail, il est préférable de s'en tenir à ce principe. Tel fait une estimation élevée, tel autre la juge très inférieure ; c'est là un respect de la liberté individuelle, qui n'a jamais porté préjudice à l'intérêt privé, ni à l'intérêt général. Il faut se rappeler que le minimum possible est réglé par un coefficient ne différant que sensiblement pour chacun des praticiens installés.

Reste ceux qui, tout en étant autorisés, feront de la prothèse sans être installés.

Seuls, ils seraient susceptibles de porter un préjudice. Mais cet état de chose existe dans toutes les professions, dans tous les métiers et les conséquences ne sont pas si irrémédiables, ni telles, pour paralyser le commerçant, l'industriel ou le professionnel.

Beaucoup de ces derniers ont commencé ainsi et se sont élevés progressivement.

Généralement, ces petits ouvriers ou artisans, ne subsistent que temporairement.

Le Commerce et l'Industrie, avec leurs moyens de rendement, annihilent l'effort des petits producteurs.

Ce même fait se produit pour la profession.

Un dentiste ou mécanicien installé peut assurer un rendement bien supérieur à celui de l'artisan, qui ne peut produire qu'avec une installation rudimentaire et des moyens de fortune.

En admettant que ce débutant parvienne à se maintenir, du fait qu'il offre à sa petite clientèle de début un prix moindre, il sera à même de multiplier son rendement. Partant de cette progression il est contraint d'augmenter son prix par rapport à ses frais.

Cette concurrence ne peut donc être préjudiciable, malgré tout, et n'est qu'une transaction qu'il est possible d'admettre.

Certains, se basant uniquement sur l'intérêt pécuniaire, chercheront à exiger la patente pour ces débutants. A eux de le faire. Cependant il serait plausible de prétendre que ces débutants sont réglés par les lois économiques et qu'il leur est impossible d'atteindre un rendement important sans avoir à supporter les charges correspondantes.

Que l'on exige la patente, voir les impôts qui y correspondent, de celui qui met une plaque indicatrice à sa porte, une enseigne, etc..., soit ; mais ceci est encore une exigence inutile.

Un praticien prenant un cabinet est obligé d'en référer au service intéressé de la Préfecture de Police.

Le mécanicien-dentiste installé sera peut-être tenu d'en faire autant, suivant la réglementation future.

Malgré tout, s'il veut s'établir, il sera contraint de prendre patente.

Dès lors, le Fisc prend en compte ce nouveau contribuable, qu'il chargera des mêmes impôts que d'autres commerçants ou praticiens installés.

Le fraude ne peut exister, car une fausse déclaration du débutant qui voudrait se soustraire à la patente ou autres exigences, le contraindrait à déclarer ses revenus et entraînerait des conséquences préjudiciables à ses intérêts pécuniaires.

Il résulte, que de toute manière, le dentiste ne peut opposer ses intérêts pécuniaires à la cause des mécaniciens-dentistes. Premièrement pour les raisons précitées, deuxièmement parce que les intérêts professionnels et généraux passent avant les intérêts privés. Il y a là une question incontestable de moralité, indiscutable, espérons-le.

On peut objecter que les mécaniciens-dentistes par une concurrence professionnelle, auront l'exclusivité de la prothèse, dans un temps plus ou moins éloigné. Quoique supposé, c'est un fait possible.

Mais cette mutation, ce déplacement ne peuvent s'accomplir brusquement. Du jour où le dentiste verrait péricliter son rendement en prothèse, il augmenterait en importance celui que lui procure les soins.

Il faut envisager encore que le chirurgien-dentiste est appelé à disparaître pour faire place au médecin-dentiste, et celui-ci en augmentant sa valeur thérapeutique, base ses revenus sur le rendement de cette branche médicale.

Il y a là un processus régi par l'évolution même de l'Art Dentaire.

Qu'il en soit ainsi présentement ou dans l'avenir, le libre exercice de la prothèse dentaire par les mécaniciens, conditionné par son programme d'enseignement et sa méthode d'application pratique, ne porte qu'un préjudice des plus insignifiant aux dentistes.

La cause du mécanicien n'est donc pas le fait d'individualités, mais émane d'une sélection naturelle due à l'évolution professionnelle.

Il semble que l'Art Dentaire, entre au seuil d'une nouvelle phase, et il convient de rechercher en commun, les moyens répondants pour le mieux aux circonstances nouvelles.

CONDITIONS DE TRAVAIL

Du Cabinet du Prothésiste

A côté du libre exercice de la prothèse par les mécaniciens-dentistes, se pose la question, non moins importante, des conditions de travail, qui doivent assurer le summum de bien-être et de rendement.

La prothèse pratiquée par le mécanicien en commun avec le public, soit pour son compte, soit pour celui de l'employeur, nécessiterait bien des fois un aménagement spécial du cabinet. Celui-ci de toute manière, devrait répondre aux principes d'hygiène et d'installation qui lui incombent.

Le cubage d'air et la lumière naturelle, sont les principaux éléments devant conditionner le cabinet du prothésiste. Il faut tenir compte en effet, que le milieu où travaille le praticien doit être suffisamment spacieux et situé de manière à recevoir la quantité et la qualité d'air nécessaires.

En principe, le dentiste tend à cette solution et beaucoup de cabinets dentaires approchent du résultat à obtenir.

En dehors de ces principes d'hygiène, l'installation du cabinet doit permettre d'user des moyens prophylactiques devant préserver l'opérateur et le patient.

Une telle installation nécessiterait entre autre : un lavabo pourvu d'eau chaude, de solutions ou moyens antiseptiques, pour l'aseptie des mains, un four ou autre procédé de stérilisation concernant les instruments, etc., etc...

Dans certains cabinets dentaires importants, la stérilisation des instruments se fait dans un local spécial (1).

Dans son ensemble, l'instrumentation devrait être semblable à celle du dentiste. Elle différerait dans le petit instrumentage, au lieu de : curettes, sondes, daviers, etc., il y aurait des : spatules, pinces, porte-empreintes, etc... L'instrumentage technique nécessaire, devrait répondre aux cas de prothèse, avec le maximum des connaissances acquises.

Il est évident que le cabinet attribué à la prothèse, exige un ensemble de détails devant répondre à tous les besoins. La préparation d'une empreinte au plâtre, au stents, doit se faire dans la salle même et nécessite des petites installations pratiques. Certaines retouches, à l'essai ou à la pose d'appareils de prothèse, se feraient également sur place et demanderaient quelques modifications de détail dans l'installation.

En définitive, la partie de prothèse opératoire, doit pouvoir s'appliquer intégralement au cabinet de prothésiste sans exiger l'utilisation du laboratoire.

---

(1) Par contre, dans beaucoup de cabinets dentaires, les instruments ne sont nettoyés qu'une fois par jour. Dans beaucoup d'autres, la désinfection se fait dans des conditions tellement insuffisantes, qu'elles sont à peu près sans effet.

Du Laboratoire

Au lieu de considérer des niches insalubres comme laboratoires, il serait plus avantageux de s'attacher à remplir le maximum possible des conditions nécessitées par une telle installation.

Il est nécessaire d'abord de disposer d'une pièce spacieuse, offrant un cubage d'air supérieur au chiffre normal, par le fait des émanations diverses ayant lieu dans le laboratoire, bien que cette majoration de cubage soit encore insuffisante. Certaines émanations, telles celles de l'acide carbonique, certaines exhalaisons des acides, etc., nécessitent un aérage artificiel. Le polissage contenant des matières septiques, le meulage des dents minérales, etc., exigent une ventilation spéciale qui amoindrirait le plus possible, leurs effets nuisibles. L'aérage artificiel à pour but de rejeter l'acide carbonique, les poussières septiques, les exhalaisons des acides, etc... Il doit aussi, par un procédé approprié, pouvoir renouveler l'air dans le laboratoire qui est souvent maintenu à une température excessive.

Les moyens sont donc divers. Il faut les envisager par l'emploi de ventilateurs, de fenêtres, d'ouvertures, etc., aménagés de manière à fournir le renouvellement d'air nécessaire. L'emplacement du laboratoire jouera un rôle principal et devra répondre à la bonne aération et à la luminosité nécessaires.

Cet ensemble étant trouvé, il faut envisager les possibilités pour l'installation de l'eau, du gaz, de l'électricité, de l'air comprimé... qui réclament des dispositifs spéciaux.

L'outillage a des exigences que lui impose le progrès. Il doit pouvoir répondre aux divers travaux de la prothèse : porcelaine, métaux précieux, matières diverses... qui demandent une manipulation ou préparation spéciales.

Le gros outillage se compose : d'établis, de laminoirs, de filières, de fours à porcelaine, de vulcanisateurs, de tours à polir, de tours électriques pour l'ajustage, le meulage des dents, le finissage des appareils, de frondes à main ou automatiques, de creusets, de lingotières, de fours à sécher, d'appareils spéciaux pour la fonte du zinc, du plomb, de chalumeaux, de souffleries, etc., etc...

Le petit outillage se compose : de limes, de meules, de pinces, d'échoppes, de gouges, de spatules, de grattoirs, de fraises, d'articulateurs, etc..., etc...

Certains travaux, tel que le meulage des modèles, des matrices, en zinc, en plomb, servant à l'estampage des pièces dentaires en métal précieux, exigent des dispositions spéciales.

Les travaux de l'or coulé, au moyen de la fronde, de la vapeur, demandent également certains dispositifs, de même le décapage des pièces en métaux précieux à l'aide d'acides divers.

Chacun de ces travaux doit pouvoir être accompli avec le maximum de sécurité.

L'établi lui-même doit être placé de manière à recevoir le plus de clarté possible. La hauteur du tabouret est à observer, pour éviter la position défectueuse de l'ouvrier et la fatigue de la vue.

Le travail des matières précieuses laisse un déchet que l'on recueille au moyen de filtres, du balayage..., le laboratoire doit être conditionné de manière à ne pas laisser passer les poussières provenant de ces métaux.

En dehors de cela, il reste les dispositifs prophylactiques utiles à la sécurité du mécanicien. Ce dernier, dans le cours de son travail, est contraint de manipuler des appareils de prothèse, dont la nocivité est des plus dangereuses. Il convient donc de permettre au mécanicien de neutraliser ces appareils, par l'emploi d'antiseptiques ou autres moyens de stérilisation. Le plus souvent, il suffirait d'une simple cuve contenant un antiseptique. Le lavage des mains doit également pouvoir s'effectuer dans des conditions identiques.

Ceci donne un aperçu qui, pour n'être que succinct, n'en démontre pas moins les difficultés de l'installation et de l'importance du laboratoire de prothèse dentaire.

En rapprochant ces citations de l'installation actuelle dans la plupart des laboratoires, on se rend aisément compte des conditions déplorables dans lesquelles végètent les mécaniciens, et qui en conséquence, se répercutent sur la prothèse elle-même.

La question ainsi posée, laisse entrevoir les réformes à apporter qui sont de première nécessité pour la profession et les professionnels.

PRODUCTION ET DURÉE DU TRAVAIL

Dans la pratique actuelle de l'Art Dentaire, expliquée au chapitre II, on constate une surproduction, un surmenage, incompatibles avec le rôle de la thérapeutique et de la prothèse dentaires.

Il est un principe bien connu, de l'économie rurale, qu'il n'y a pas intérêt à forcer artificiellement, la productivité du sol, passé un certain rendement. La production supplémentaire acquise est en proportion décroissante, relativement à l'effort fourni et aux frais divers dépensés.

Pourrait-on dire qu'il en est de même de la main-d'œuvre de la profession ? Il n'y a pas intérêt à la forcer au delà d'un certain degré. Il y a même danger pour le professionnel et la sécurité du public.

Bien certainement, plus on allonge la journée de travail, plus on affaiblit la productivité. Un physiologiste a parlé avec raison « des profits illusoires que donnent les longues journées de travail. »

Au début de la guerre, en France comme en Angleterre, on avait accepté de faire, dans les usines, 12 à 13 heures de travail. Le rapport de la mission des industriels américains en France, en 1916, constate que les effets en furent tels « qu'au bout d'un an on dût, en vue de l'augmentation de la production, rétablir les repos supprimés et réduire la durée de la journée de travail ».

L'enquête d'une commission spéciale du département des recherches scientifiques et industrielles, en Angleterre, a établi qu'un accroissement appréciable du rendement résultait généralement d'une réduction de la durée de travail.

Sur une étude de la fatigue professionnelle, MM. Frois et Caubet, constatent que si la journée de travail, est de 11 à 12 heures, le rendement diminue toujours à partir de la 6ᵉ heure.

Toutes les enquêtes sérieuses ont démontré que la réduction de la durée de travail avait, d'autre part, de multiples avantages, qu'elle augmentait la régularité et la continuité du travail, diminuait la proportion des malfaçons, des accidents professionnels et des maladies. Elle est, enfin, économique pour le patronat, en ce qu'elle réduirait les frais généraux, nécessairement plus considérables avec une productivité moindre.

Il convient donc de considérer ces lois naturelles et de ne pas envisager le travail comme une simple contraction musculaire (comme le prétend M. Raphaël Georges Lévy, sénateur de la Seine).

Le travail est une source de vie, de bien-être pour l'Humanité. Qu'on soit capitaine ou soldat d'industrie, on ne peut impunément faillir à ces lois naturelles qui régissent la vitalité même du genre humain.

La production envisagée qui considère l'ouvrier comme un outil, une marchandise, ne saurait répondre à la civilisation dont on veut se prévaloir.

Ces considérations, d'ordre général, se retrouvent dans toutes les questions professionnelles et le rendement pratique, effectif de l'Art Dentaire ne peut être envisagé sans en tenir compte. Il faut même ajouter que la thérapeutique comme la prothèse dentaires, nécessitent un travail mental et manuel excessivement déprimants.

Cette fatigue répétée entraîne une dépréciation de la qualité productive et en fin de cause, le praticien n'est pas seul à en supporter les inconvénients.

Il ne s'agit pas de *toujours parler* de la sécurité de la santé publique, pour l'*oublier* dans la *pratique journalière*.

Le travail effectif du dentiste et du mécanicien, ne doit pas dépasser une moyenne de 38 à 42 heures par semaine, c'est-à-dire 6 à 7 heures par jour de travail, avec l'application de la semaine anglaise.

Dans beaucoup d'emplois, d'administration..., ce temps de travail est appliqué. Ces employés ne sont pas soumis aux conditions de travail du dentiste et du mécanicien. Ces derniers devraient donc *a priori*, n'être contraints qu'à ce temps de travail effectif.

Certains praticiens appliquent ces principes et ils obtiennent un rendement non seulement égal en quantité, mais bien supérieur en qualité.

La durée du travail ainsi comprise, offre encore des avantages énormes en procurant une liberté qu'il est permis de consacrer au repos, ou à parfaire l'éducation générale ou professionnelle. Ces bienfaits, se répercutent dans toutes les manifestations humaines, étant d'ordre social, par conséquent dépassent le cadre professionnel de ce rapport.

En regard de toutes ces considérations, économiques, professionnelles, sociales, la durée du temps de travail pour le praticien (dentiste ou mécanicien) peut s'en tenir aisément à une production effective de 38 à 42 heures par semaine.

Toutes les données de ce chapitre démontrent, le constant souci d'élever la profession du mécanicien, à sa fonction véritable en respectant les droits acquis des diverses spécialités de l'Art Dentaire.

Cette fonction de la prothèse, n'est pas une usurpation, mais une réintégration dans la profession. Le mécanicien-dentiste, par l'évolution même de la profession, doit se situer d'une manière plus effective, plus rationnelle. Pour ce, il apporte les garanties exigées par sa spécialité et en concordance avec le degré des connaissances modernes.

Son enseignement théorique et pratique, l'importance qu'il attache à sa fonction, les conditions exigées pour le libre exercice de son métier, les rapports préconisés avec les autres spécialités de l'Art Dentaire, les conditions de travail qu'il définit, sont autant de preuves que les seuls intérêts qui le guident sont ceux de la profession et ceux de la collectivité.

Le mécanicien rencontrant les possibilités d'un avenir stable, lucratif, n'obtiendrait que la juste récompense de ses efforts et de son travail. Son métier en lui offrant des débouchés réels, compatibles avec son savoir, son rôle, ne resterait pas celui qu'on ignore, celui du dernier plan, malgré sa valeur et sa nécessité. Ses rapports avec les dentistes (ou mécaniciens) seraient élevés à la dignité, à l'importance de sa fonction, et les conditions de travail, tant au cabinet de prothèse qu'au laboratoire, lui permettraient de se dépenser entièrement au perfectionnement de son savoir intellectuel et manuel.

Cet ensemble lui ferait aimer son état et au lieu de se morfondre, de s'aigrir au fond d'une niche insalubre, dénommée pompeusement « Laboratoire », il s'intéresserait à sa profession, comme à son propre avenir.

Si nul n'est indispensable, personne n'est inutile. Qui peut dire ce que produirait cette spécialité, dans les connaissances techniques de la prothèse dentaire ?

L'exposé fait dans ce chapitre, n'est qu'un résumé, un aperçu : chacune de ces questions exigerait une étude spéciale. Il n'en forme pas moins une base. Il n'appartient pas aux mécaniciens de réglementer seuls dans ses moindres détails, une spécialité aussi importante, collatérale de la chirurgie dentaire.

Certaines de ces questions sont à l'étude, mais les commissions qui en sont chargées, ne sont composées uniquement que de mécaniciens, de médecins ou de chirurgiens-dentistes.

Les citations de ce chapitre, n'offrent rien qui puisse choquer les praticiens de l'Art Dentaire, et il importe que ce programme, cette base, reçoive les considérations qu'elles méritent.

Ce programme comporte toutes les aspirations d'une corporation.

Dans l'intérêt professionnel et général, la question de la prothèse dentaire, conséquemment du mécanicien-dentiste, ne peut rester sans recevoir une solution remédiant à l'état de chose actuel qui répondrait mieux à son rôle et à l'importance de sa fonction.

CONCLUSIONS GÉNÉRALES

L'historique de l'Art Dentaire démontre la nécessité d'une règlementation, mais prouve aussi, que la Loi de 1892 ne répond pas aux exigences de la profession, et que le courant d'émancipation professionnelle constatée chez certains praticiens diplômés ou non, découle d'une poussée occasionnée par l'évolution même des données scientifiques acquises.

La question sociale, d'intérêts particuliers, forme la contrepartie, offrant un caractère hostile à l'évolution, mais les privilèges ne sont pas des obstacles en regard de la science, et l'histoire démontre un processus qui ne saurait s'arrêter, malgré les apparences actuelles.

Il est certain que l'on se trouve dans une période de fléchissement, mais celle-ci engendre une réaction qui entraînera de nouveau la profession vers une pratique plus rationnelle, répondant mieux aux connaissances présentes.

Ce fléchissement professionnel est peut-être le résultat d'une période de décroissance civique, reflétant un niveau trop bas. C'est peut être une rétroactivité dans le mouvement ascendant de toute évolution. Ceci expliquerait pourquoi on constate dans la pratique de l'Art Dentaire, une déformation de son rôle social.

La pratique de l'Art Dentaire présentement est de beaucoup plus réglementée par les éléments économiques, commerciaux et industriels, que par la science proprement dite. L'âpreté du gain tue le propre du praticien et engendre un esprit mercantile susceptible d'entraîner l'Art Dentaire à une pratique autant anti-sociale qu'anti-scientifique.

Il est évident que les seules raisons qui s'opposent au libre exercice de la prothèse dentaire par les mécaniciens-dentistes, sont d'ordre privé. Au point de vue scientifique il est implicitement démontré que rien ne s'y oppose. Au contraire, la prothèse est une branche collatérale, mais distincte de la chirurgie, dans son application pratique.

Vouloir réunir la chirurgie et la prothèse dentaires à la seule compétence du chirurgien ou médecin dentistes, offre la même ineptie que celle de vouloir autoriser seulement le docteur en médecine, à la remise de médicaments, à la pose d'appareils orthopédiques, de ventouses, etc...

Le médecin ne vend pas de médicaments, des jambes de bois, il laisse au pharmacien le soin de préparer ses ordonnances, au bandagiste celui d'essayer ou de placer l'appareil nécessaire. L'oculiste lui-même envoie son patient chez l'opticien qui lui fournit les verres nécessaires. L'oculariste se livre à une prise d'empreinte lui permettant de poser un œil artificiel.

Tous ces auxiliaires ont le libre exercice de leur profession, mais le médecin ne se transforme pas en commerçant, en intermédiaire obligatoire.

Le dentiste tout comme le médecin, n'est pas un commerçant, il exerce une profession libérale. Pourquoi entend-il monopoliser la prothèse dentaire ?

Pareille prétention est insoutenable ; cependant, le dentiste place le mécanicien sous son entière dépendance.

L'illogisme est flagrant.

La sélection s'impose et prend son point de départ, dans l'application intégrale de la thérapeutique et de la prothèse dentaires.

Présentement, la pratique de ces dernières se fait au détriment même des deux ; en conséquence, engendre une pratique contraire à la santé publique.

Le chirurgien-dentiste dans ces condition.. ne peut consacrer un temps assez long aux soins et à la prothèse. Le nombre de patients qu'il reçoit dans une journée, l'en empêche.

Beaucoup de praticiens s'en rendent compte, et leur opposition vient d'une différence d'interprétation sur le rôle de la prothèse, ou de leur souci de défense d'intérêts privés, qu'ils supposent menacés par le libre exercice de la prothèse par les mécaniciens-dentistes.

Pour admettre cette liberté professionnelle, la question se pose de savoir si on accepte comme base, les définitions suivantes :

1° La chirurgie dentaire est une partie intégrale de la médecine générale, elle est peut-être une spécialité, mais on peut l'adjoindre à celles composant déjà la médecine et la chirurgie générale (l'ophtalmologie, la gynécologie, l'obstétrique, etc...).

2° La prothèse dentaire, est une partie intégrale de la prothèse générale, c'est-à-dire de l'orthopédie. Elle est aussi une spécialité dans cette branche, attendu que l'orthopédie comporte différentes prothèses (prothèse maxillo-faciale, buccale, oculistique, etc...).

Chaque profession apparaît d'une manière bien distincte et la sélection est d'autant plus naturelle qu'elle s'opère par l'évolution scientifique.

La prothèse dentaire nécessite un bagage de savoir théorique et pratique, et les mécaniciens revendiquent eux-mêmes cette garantie primordiale.

L'Ecole professionnelle reconnue par l'Etat, délivrant un brevet unique, est la preuve absolue que les mécaniciens-dentistes veulent élever leur niveau professionnel à celui des connaissances actuelles.

Ils n'envisagent aucune dispenses autres que celles accordées par les bourses. Mais ces facilités ne devraient pas exister au détriment de l'enseignement professionnel, comme cela a lieu aujourd'hui encore.

Qu'elles s'adressent à des élèves ou mécaniciens cherchant à obtenir le diplôme de chirurgiens ou médecins dentistes, cela se conçoit et répond à la vocation possible.

Mais si l'on veut contraindre le mécanicien-dentiste à diplôme de chirurgien-dentiste (ou médecin), pour pouv la prothèse, ce serait nier la sélection existante, et ce ser au détriment de la prothèse elle-même.

Demande-t-on à l'orthopédiste de devenir médecin pour faire et appliquer sa prothèse ? Pourquoi l'exiger dans le libre exercice de la prothèse dentaire par les mécaniciens-dentistes ? surtout que l'inverse ne s'exige pas pour le médecin ou chirurgien dentistes.

Ceci ne fait ressortir que le point de vue professionnel proprement dit. A côté, il y a la question de Droit, de Jurisprudence qui comporte également une iniquité incontestable. Il serait même difficile de savoir si l'iniquité professionnelle est le résultat de cette juridiction erronée, ou inversement.

Il est clairement démontré qu'il y a abus dans l'interprétation de la loi de 1892, par les tribunaux et, en fait, si les mécaniciens-dentistes s'en tenaient exclusivement à la prise d'empreinte, à la pose d'appareils, ils ne feraient que se conformer à la Loi. Cette dernière, dans son esprit et dans sa lettre, accordait aux uns et aux autres, le libre exercice de leur profession.

En droit, les mécaniciens-dentistes, peuvent exercer leur métier, la lacune commise par le législateur de 1892, est d'avoir omis de délimiter les attributions respectives.

Où finit le rôle du chirurgien-dentiste, commence celui du prothésiste.

Voilà une délimitation de base qui donnerait la clarté nécessaire aux juristes, et qui éviterait une déformation, une fausse interprétation de la Loi. En est victime toute une profession, pourtant d'utilité indéniable, nécessaire à l'intérêt général et à la santé publique.

Cette question de droit, est la conséquence logique d'une pratique ne visant que l'intérêt pécuniaire et assurant un privilège social que les chirurgiens-dentistes entendent garder.

En regard de la profession, comme de celui du Droit, le mécanicien-dentiste ne peut rester sous le joug actuel, et sa seule force réside dans le rôle même qu'il joue dans la pratique de l'Art Dentaire.

Il faudrait méconnaître l'importance de la prothèse dentaire, bien qu'elle soit reconnue par des gens qualifiés. Le docteur Andrieux disait : « la prothèse, à elle seule, constitue de beaucoup la partie la plus difficile de l'Art Dentaire, en fait une branche distincte de l'Art Médical. »

Reconnaître l'importance de la prothèse, et nier la valeur professionnelle du mécanicien qui l'exécute, est un non sens.

En fait, le rôle, la valeur du mécanicien ne sont pas ignorés des praticiens dentistes. Beaucoup d'entre eux confient à leurs mécaniciens, des travaux de prothèse opératoire.

Dans le procès de 1907, les plus grands noms de l'Art Dentaire, sont venus à la barre de la 10e Chambre, déclarer que la prise d'empreinte n'offrait aucun danger, et qu'elle était du ressort du mécanicien.

En 1921, le docteur Friteau disait, à l'assemblée générale du Syndicat des Chirurgiens-Dentistes de France : « En présence d'un service dentaire complètement désorganisé, je me suis vu, à Versailles, dans un service très lourd, où il défilait plusieurs milliers d'hommes par mois ; tout chef qui se respecte et a une responsabilité aurait fait comme moi, prendre des empreintes par des mécaniciens-dentistes. Je ne pouvais pas, avec un ou deux dentistes militaires, faire toujours appareiller mille hommes par mois. Voilà la situation dans laquelle je me suis trouvée. *Je ne le regrette pas.* »

On s'explique difficilement l'obstruction systématique de la majorité des dentistes, aux libertés professionnelles réclamées par les mécaniciens. On leur conteste l'acte initial de leur métier : la prise d'empreinte. Faut-il rappeler qu'il y a plus de danger à couper un corps au pied qu'à prendre une empreinte ? Pourtant le pédicure n'est astreint à aucun diplôme. Faut-il aussi rappeler les conditions dans lesquelles s'effectue la prise d'empreinte ? Peut-on encore considérer cette dernière comme un acte imputable d'exercice illégal ? Les sommités reconnaissent le contraire. Le docteur Roy (rédacteur en chef de l'*Odontologie*, professeur à l'Ecole Dentaire de Paris, Président du Comité National Français d'Hygiène Dentaire), a dit : « Je considère que la prise d'empreinte et la pose d'appareils ne sauraient constituer un exercice illégal pour le mécanicien-dentiste non diplômé ».

La cause du mécanicien-dentiste, rencontre une opposition qui se manifeste beaucoup moins parmi ceux qui enseignent l'Art Dentaire, les professeurs, les sommités, les grands noms, que parmi ceux qui se basent sur le savoir de ces savants. Ceux-ci semblent être guidés par le seul côté scientifique, tandis que les autres paraissent s'occuper davantage de leurs intérêts privés, et font d'une question d'intérêt général, scientifique, une question de chapelle, des plus contraire à la logique et à toute évidence.

L'Art Dentaire n'est pas un commerce, c'est une profession d'artisans, qui ne peut être industrialisée. En le faisant, on ouvre la porte à tous les excès et telle est, sans doute, une des causes principales des abus actuels.

La concentration, la centralisation, qui s'opère dans certains cas, ne peut être que la réunion de plusieurs artisans, s'unissant pour produire un rendement supérieur, qu'ils ne pourraient fournir individuellement. Cette centralisation ne peut envisager que l'amélioration des moyens, tel que l'emplacement, l'installation, l'instrumentation... qui donneront à chacun d'eux la possibilité de fournir tout leur savoir théorique et pratique.

Chaque praticien se devra de suivre ses patients, de les traiter entièrement : ceci est la preuve essentielle de l'impossibilité d'industrialiser l'Art Dentaire.

Tous ceux qui l'ont tenté, n'ont réussi qu'à créer des « *Bazars Dentaires* » où la santé publique est en danger.

Le rôle-d'artisan est encore une des causes qui parlent en faveur des mécaniciens-dentistes.

La prothèse dentaire est soumise, dans son application, aux mêmes lois que la thérapeutique.

Le prothésiste est un artisan, et toute centralisation ne peut être comprise qu'avec le but précité, sous peine d'engendrer les mêmes déplorables effets. Le mécanicien s'en tient donc à ce rôle. Il s'en rend compte, ainsi que du savoir qu'il nécessite. L'Ecole professionnelle, le programme d'enseignement, le brevet... préconisés dans ce rapport, sont autant de preuves de sa bonne foi.

Cet ensemble de faits, s'est reproduit dans des professions similaires et dernièrement, le Conseil supérieur d'Assistance adoptait en conclusion, la création d'Ecoles professionnelles pour l'instruction technique des infirmiers et infirmières.

Il est indéniable qu'en regard des progrès accomplis par la thérapeutique, la chirurgie, la prothèse générale, la vocation ne suffit plus.

Les infirmiers et infirmières furent aussi considérés comme des domestiques. Mais le corps médical s'est rendu compte qu'il lui fallait un personnel qualifié, répondant mieux aux exigences actuelles.

Il appartient aux praticiens de l'Art Dentaire de s'engager résolument dans la voie des réformes, en faisant fi des mesquines matérialités. En modifiant la situation morale et matérielle du mécanicien-dentiste, on améliore la profession elle-même.

Les mécaniciens ne visent pas le seul but de devenir « *Patron* ». Ce serait suspecter leur bonne foi et ils fournissent assez de preuves qui démontrent leurs réelles intentions : l'élévation du niveau professionnel pour la liberté de l'exercice de leur Art.

Cette liberté ne peut être repoussée. Un exemple des plus probants a lieu en ce moment, dans la réglementation de l'Art Dentaire, dans les provinces retrouvées.

Le dernier décret ministériel assure aux mécaniciens-dentistes Alsaciens-Lorrains, les possibilités d'exercer librement leur métier. Cette liberté professionnelle fut même accordée avec un abus regrettable. Elle permet à des mécaniciens-dentistes (?) n'ayant qu'un an de métier, d'exercer librement la prothèse.

Le souci de la santé publique n'est pas lettre morte pour ces départements. Pourquoi y a-t-il plus de danger dans le restant du pays, alors que cette pratique serait faite par des mécaniciens ayant de nombreuses années de métier ?

Il y a là de l'illogisme, une injustice qui ne peuvent pas durer, surtout si l'on tient compte des conditions dans lesquelles les mécaniciens-dentistes entendent exercer la prothèse.

Il résulte que toutes ces considérations dépassent l'unique question corporative, pour s'élever à la défense, à la protection de la santé publique.

Dans l'état social actuel, les soins médicaux sont encore des privilèges et plus on paye, meilleurs ils sont.

Il serait bon que le point de départ, ne parte pas uniquement des seules catégories élevées de la Société. La sélection devrait être naturelle en offrant, à tous, les possibilités de se dépenser entièrement.

Il existe des éléments capables, même dans les couches profondes de la Société, qui sont à même de se souvenir durant leur vie, qu'il n'est rien de plus précieux que la santé et la vie humaine.

Cet idéal, ce respect de la vie, de la santé, se trouve dans le cœur du plus humble et la juste cause des mécaniciens-dentistes ne peut recevoir qu'une solution favorable, émanant d'un raisonnement impartial et humanitaire.

Il serait à l'honneur des praticiens de rechercher en commun, sans écarter les bonnes volontés et les compétences, les moyens d'élever le niveau de la profession, en rapport des aspirations nées de son évolution même.

Vouloir arrêter le courant du progrès à force de décrets, de lois, c'est tenter d'enrayer la *Vérité*.

Que tous ceux qui seront appelés à sanctionner les revendications, les aspirations des mécaniciens-dentistes, tiennent compte de toutes les citations, de tous les considérants de ce rapport. Ils forment, dans leur ensemble, l'*appel* de toute une *profession*, lésée dans ses *libertés* et dans ses *droits*.

LE RAPPORTEUR :

Secrétaire du Syndicat des
Mécaniciens-Dentistes de Paris,

G. MARQUET.

Lu et approuvé par la 1re Commission d'Etudes, dans sa séance du 9 Janvier 1922.

LE PRÉSIDENT DE SÉANCE :

MACHELART.

Lu et approuvé par le Conseil Syndical, dans sa réunion du 2 Février 1922.

LE PRÉSIDENT DE SÉANCE :

PILLIER.

Lu et approuvé à l'unanimité par l'Assemblée Générale du 9 Février 1922.

LE PRÉSIDENT DE SÉANCE :

BILLEAULT

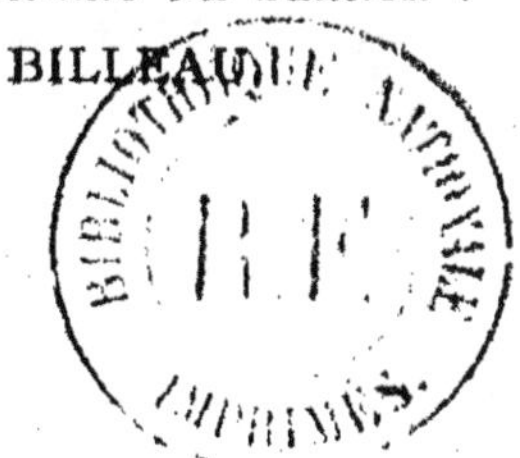

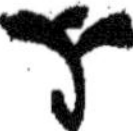

TABLE DES MATIÈRES

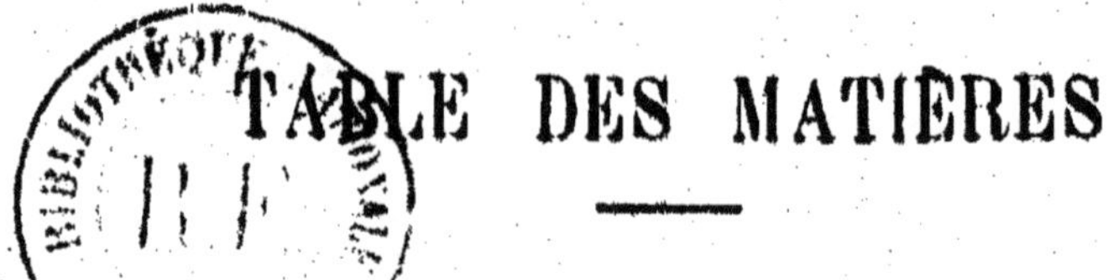

PREMIÈRE PARTIE

www.ingramcontent.com/pod-product-compliance
Ingram Content Group UK Ltd.
Pitfield, Milton Keynes, MK11 3LW, UK
UKHW022124170726
13837UKWH00003B/1342